Vitalstoffe –
Die gesunde Revolution

Vitalstoffe –
Die gesunde Revolution

Von Dirk Kessler

Der Autor
Dirk Kessler, geboren in Frankfurt am Main, arbeitet seit 1992 als selbständiger Berater, anfänglich in den Bereichen Strategie, Marketing und Kommunikation und ab 1999 dann als Personal-, Business- & Life-Coach.
Als ganzheitlicher Coach gehört er zu den wenigen, die ein sehr umfassendes Spektrum abdecken: Business und Erfolg, Ernährung, Fitness und Entspannung, aber auch tiefere Themen wie der „Sinn des Lebens" gehören dazu.
Seinen Klientenkreis weitet er mittlerweile auch auf Prominente wie namhafte Unternehmer, Musiker, renommierte Schauspieler und Sportler aus.
Als Autor hat er sich nun als erstes Thema dem Bereich Gesundheit gewidmet. Hierbei wurde er auch gleich unter anderem prominent von Xavier Naidoo unterstützt, der das Vorwort gschrieben hat.

Sonderausgabe für

Marianne und Max Schwarz
GmbH & Co. Vertriebsförderungs KG

ISBN der Original-Ausgabe: 978-3-89994-059-6

© 2009 humboldt
Ein Imprint der Schlüterschen Verlagsgesellschft mbH & Co. KG,
Hans Böcker-Allee 7, 30173 Hannover
www.schluetersche.de
www.humboldt.de

Autor und Verlag haben dieses Buch sorgfältig geprüft. Für eventuelle Fehler kann jedoch keine Gewähr übernommen werden. Alle Rechte vorbehalten. Das Werk ist urheberrechtlich geschützt. Jede Verwertung außerhalb der gesetzlich geregelten Fälle muss vom Verlag schriftlich genehmigt werden.

Inhalt

1 Vorwort von Xavier Naidoo **8**

2 Warum sind wir unterversorgt? **10**
2.1 Nach 2 Tagen = minus 50% 12
2.2 Fernab der Realität 13
2.3 Erfindung zum Wohle der Industrie 14
2.4 Veränderung ist möglich 16

3 Krankheiten und Vitalstoffe **18**
3.1 Freie Radikale 20
3.2 Antioxidanzien... 23

4 Die Pharmaindustrie **26**
4.1 Heilung oder Nicht-Heilung?................................... 26
4.2 Vitamin B_3 gegen hohe Blutfettwerte..................... 26
4.3 Die Logik schein klar 28
4.4 Aus dem Takt 30
4.5 Vermeidbare Todesursache 32

5 Orthomolekulare Medizin **34**
5.1 Prof. Linus Pauling... 35
5.2 Die Bedarfsempfehlung der DGE............................ 36
5.3 Antibaby-Pille mit Folgen....................................... 38

6	**Vitamine, Mineralien & Co.**	**40**
6.1	Vitamine	41
6.2	Mineralien und Spurenelemente	42
6.3	Schleichender Mangel	44
6.4	Blutwerte	44
6.5	Aminosäuren	45
6.6	Gefühls-Leben	49
6.7	Umweltschadstoffe	51

7	**Die Basis: Gesunde Ernährung**	**54**
7.1	Die Macht der Gewohnheit	56
7.2	Somatische Intelligenz nutzen	58

8	**Neun Gesundheits-Tipps**	**62**

9	**Vitalstoff-Produkte**	**68**
9.1	Entwicklungsland Deutschland	69
9.2	Welches Produkt ist nun gut	70
9.3	Die „richtige" Tagesdosis	73

10	**Aufgaben der Vitalstoffe**	**76**
10.1	Vitamine	77
10.2	Mineralien und Spurenelemente	97
10.3	Vitaminähnliche und andere Substanzen	111

11	Nachwort	118
12	Quellennachweis	120
13	Register	122

1 Vorwort

Liebe Leserin, lieber Leser,

ich werde mich in diesem Buch noch genügend äußern, und so habe ich mich entschlossen, Ihnen als Vorwort die Einleitung zu meinem Hörbuch „Leben in Gesundheit und Vitalität" von Xavier Naidoo zu präsentieren. Ich habe seine Worte unverändert übernommen.
An dieser Stelle auch noch mal ein herzliches Dankeschön an Xavier und Michael für Eure Unterstützung!

Einleitung von Xavier Naidoo:

Hey, hier spricht Xavier Naidoo und ich würde Euch gerne zu einer Hör-Reise zum Thema Gesundheit einladen.
Ich habe selbst vor eineinhalb Jahren angefangen, meine Ernährung umzustellen, und ich bin nun Vegetarier.
Ich bin nun auch dabei, neue Wege zu erforschen, die dem Körper die Nahrung zuführen, die er wirklich braucht. Auf diesem für mich beschwerlichen Weg habe ich mich auch näher mit dem Kapitel Vitalstoffe beschäftigt und habe Leute gefunden, die Unglaubliches zu berichten haben.
Wahrscheinlich gehört auch Ihr zu denjenigen, die neue Wege und Möglichkeiten für sich und ihre Gesundheit finden möchten. Die auch erkannt haben, dass jeder für seine Gesundheit die Verantwortung übernehmen muss und dass niemand dies für Euch übernehmen kann. Denn die letztendliche Verantwortung tragen immer wir selbst.
Wohin uns unser derzeitiges Gesundheitssystem führt, erfahren wir täglich aus den Nachrichten und erleben es bei unserem Arzt oder in der Apotheke durch kräftige Zuzahlungen.
Und das, obwohl nach den Angaben des Bundesgesundheitsministeriums die meisten Pharmapräparate keinerlei Heilnachweis haben! Sie verschleiern lediglich Symptome.
Dass unsere westliche Medizin eher darauf zielt, Symptome zu unterdrücken, anstatt Ursachen zu beheben, ist ja schon seit längerem bekannt, doch geändert hat sich trotz dieser Erkenntnis nichts.
Immer noch sind der Medizin viele Ursachen ein Rätsel. So zum Beispiel der Kopfschmerz, um ein nicht so spektakuläres Beispiel zu nennen, das aber die meisten kennen. Diagnose Kopfschmerz – Ursache unbekannt!
Die „Lösung" ist fast immer ein Schmerzmittel. Aber – irgendetwas im Körper ist ja nach wie vor nicht in Ordnung. Das kann man durchaus mit einem Feuermelder im Haus vergleichen. Wenn es brennt, fängt dieser an, Alarm zu schlagen (genau wie unser Körper), und anstatt dass wir das Feuer löschen, schalten wir einfach den Feu-

ermelder aus bzw. dämmen ihn so ab, dass wir ihn nicht mehr hören. Damit ist zwar die Lärmbelästigung beseitigt, jedoch die Hütte brennt immer noch!

Viele haben das erkannt, und es rückt nun ein neues Bewusstsein in den Vordergrund, welches sein Hauptaugenmerk auf die Ursachen richtet. Und bei dieser Ursachenforschung landet man schnell bei unserer Lebensweise und unserer heutigen Ernährung. Geht man dann noch einen Schritt weiter, stößt man unweigerlich auf die Vitalstoffe. Welche für unsere Gesundheit von entscheidender Bedeutung sind.

Jedoch, auf Grund der Informationspolitik in unserem Land glauben die meisten Menschen, dass es nicht nötig ist, Vitalstoffe zusätzlich einzunehmen. Wenn überhaupt, dann mal hier und da eine Multi-Vitamin-Brausetablette oder etwas Vitamin C. Diese Informationspolitik ist nicht nur falsch, sondern fordert auch eine Vielzahl von Krankheiten.

Und so makaber es klingt, es sind genau diese Krankheiten, durch die einer der einflussreichsten Industriezweige Milliarden pro Jahr verdient.

Es war auch durchaus so, dass aus verschiedenen Gründen lange Zeit nichts in der Erforschung von Vitalstoffen passierte. Doch seit ein paar Jahren ist es regelrecht zu einer Revolution gekommen. Denn durch neue Analysemethoden und Ergebnisse aus Hunderten von Langzeitstudien sind die Vitalstoffe in den Mittelpunkt bei der Vorbeugung und Therapie von Krankheiten gerückt. Und das zu Recht!

Bevor wir allerdings auf die Vitalstoffe eingehen, möchten wir erst einmal klären, warum die natürliche Versorgung über die Nahrung nicht mehr ausreicht. Dies bedeutet nicht, dass sie nicht mehr nötig ist, sondern, dass sie ergänzt werden muss. Eine gute Ernährung ist die Basis für eine gute Gesundheit. Vitalstoffe kommen noch zusätzlich obendrauf. Somit werden auch gleichzeitig ein paar „Ernährungssünden" ausgeglichen.

Wir möchten mit dem Urteil aufräumen, dass über eine ausgewogene Ernährung alle benötigten Vitalstoffe in ausreichender Menge eingenommen werden können. Generell ist die Aussage ja korrekt, doch hinter den Kulissen sieht es anders aus. Was würdet Ihr sagen, wenn ich behaupte, dass wir gar keine Belastung der Umwelt mit Schadstoffen hätten, wenn alle Nationen auf die Produktion verzichten würden? Theoretisch machbar, doch die Praxis zeigt, dass dies nicht so ist. Genau so bei der Ernährung. Theoretisch ist es möglich, durch richtige Ernährung, genügend Bewegung und mit der nötigen Lebensweise, ausreichend mit Vitalstoffen versorgt zu sein, wobei die Lebensweise eine sehr wichtige Rolle spielt.

Doch auch hier sieht die Praxis ganz anders aus.

Kommt also mit auf eine spannende Hör-Reise und bildet Euch eure eigene Meinung.

Euer Xavier Naidoo

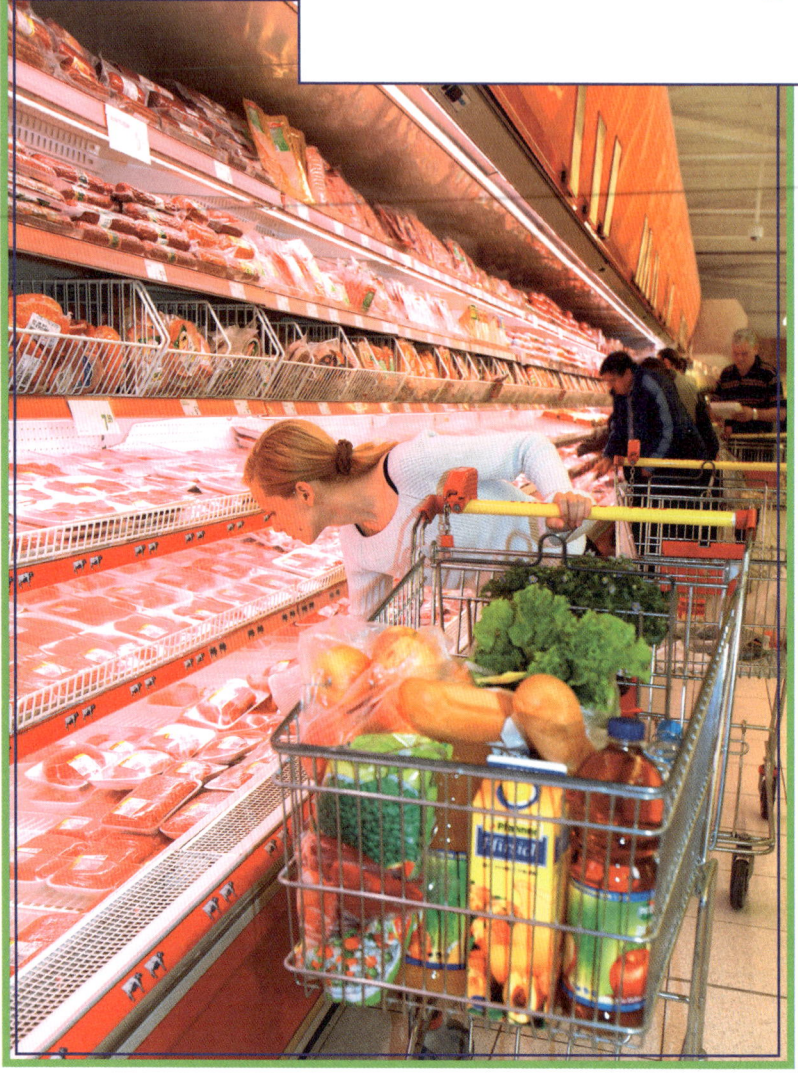

2 ...Ernährung

2 Warum sind wir unterversorgt?

Um es mit wenigen Worten zu sagen: Unsere Nahrung enthält immer weniger Vitalstoffe; doch unser Körper benötigt – durch ständig steigende Anforderungen – wesentlich mehr!

Früher war wesentlich mehr drin

Um einen wirklichen Eindruck über die Entwicklung zu ermöglichen, gehen wir etwas in der Zeit zurück. Sehr weit zurück!

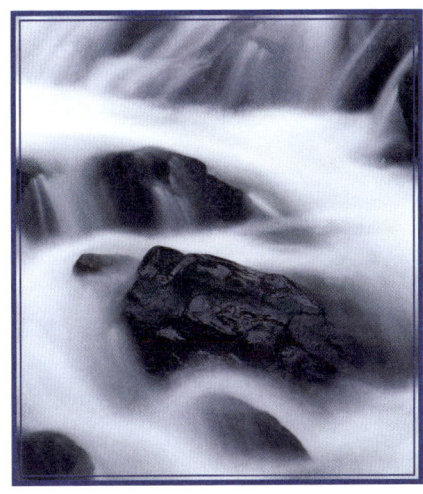

Um genau zu sein, bis zu zwei Millionen Jahre. Damals ernährten sich unsere Vorfahren wesentlich gesünder und vor allem vitalstoffreicher als wir heute. Dies kann man mittlerweile sehr genau durch neue Messverfahren feststellen. So hat etwa der zweifache Nobelpreisträger Linus Pauling entdeckt, dass der Steinzeitmensch etwa die vierfache Menge an Vitalstoffen aufnahm, die uns heute die Deutsche Gesellschaft für Ernährung (DGE) empfiehlt. Und diese Minimalmenge wird nicht einmal von der Hälfte der Menschen in Deutschland erreicht!

Bei der heutigen Versorgung mit Vitalstoffen hätte der Steinzeitmensch nicht nur ständig irgendein Wehwehchen gehabt, sondern er wäre sicherlich bald von der Evolution aussortiert worden.

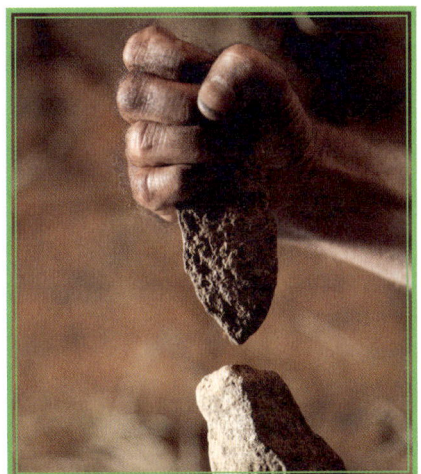

Damals gab es noch keine „Symptom-Medizin": Er musste gesund und fit sein – sonst hätte er nicht überlebt! Erstaunlich, dass wir heutzutage mit viel weniger auskommen sollen, obwohl doch die Anforderungen an uns gestiegen sind und ständig steigen. Man braucht kein Wissenschaftler zu sein, um diesen Zustand für sehr merkwürdig zu halten.

Frisch und ohne Schadstoffe

Warum hat sich nun der Steinzeitmensch wesentlich gesünder ernährt als wir heute? Nun – Früchte, Knollen, Wurzeln, Wildfleisch, also einfach alles, was es damals gab, wurde frisch gegessen und war frei von jeglichen Schadstoffen. Es wurde nichts in Treibhäusern gezogen und womöglich mit dem Flugzeug durch die Welt befördert. Geschmackliches Nachreifen im LKW und in Lagerhallen mit künstlichem Licht gab es nicht. So war eine ausreichende Versorgung mit den wichtigen Vitalstoffen gesichert. Denn – sie waren ja noch drin!

2.1 Nach 2 Tagen = minus 50 %

Obst oder Gemüse, das nach der Ernte 2 Tage liegt, enthält zum Beispiel nur noch 50 Prozent des ursprünglich vorhandenen Vitamin C. Nach einer Woche ist fast gar nichts mehr drin. Wie viel Zeit vergeht wohl vom Ernten bis zum Verzehr?

Hinzu kommt, dass Obst erst voll ausgereift alle Vitalstoffe in der natürlichen Menge enthält. Die meisten Früchte, die wir heute im Supermarkt kaufen, reifen im LKW oder auf dem Schiff nur noch geschmacklich nach; der Vitalstoffgehalt steigt aber nicht mehr. Im Gegenteil: Er nimmt durch die langen Transportwege ab. Auch die auf Profit und Geschwindigkeit gezüchteten Produkte enthalten immer weniger Nährstoffe.

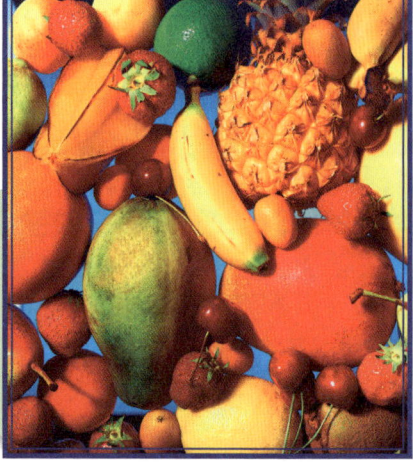

Banane	1985	1996	
Kalium	420	327	(–22 %)
Kalzium	8	7	(–12 %)
Folsäure	23	3	(–84 %)
Magnesium	31	27	(–13 %)
Vitamin B$_6$	330	22	(–92 %)

(Angaben in mg je 100 g)

1996 enthielt eine Banane im Durchschnitt ca. 45 Prozent weniger an Vitalstoffen als noch 1985. Leider geben viele Nährstofftabellen immer noch die Werte von 1985 wieder!

Jetzt wird's heiß

Es ist ja nun auch nicht so, dass wir alle unsere Nahrungsmittel roh essen, um von den wenigen Vitalstoffen die meisten zu erhalten. Nein – wir unterziehen unsere Nahrungsmittel, bevor wir sie essen, noch einer Vitalstoff-Entziehungskur! Verarbeiten, Schälen und Kochen: damit gehen bis zu 80 Prozent der Vitalstoffe verloren! Bedenken Sie, dass dieser Verlust sich auf Nahrungsmittel bezieht, in denen ohnehin schon weniger drin ist. So bleibt von dem Wenigen fast nichts mehr übrig.

1 + 1 = minus 2

Wir halten noch einmal fest: Unserer Nahrung enthält heutzutage so wenig Vitalstoffe wie nie zuvor! Diese Tatsache allein wiegt schwer; eine weitere große Belastung kommt hinzu: unsere Ess- und Lebensgewohnheiten!

2.2 Fernab der Realität

Wer ohne Stress und frei von schädlichen Umwelteinflüssen lebt, nicht raucht, keinen Alkohol trinkt, sich ausreichend bewegt, 5-mal täglich frisches Obst oder Gemüse, 3-mal pro Woche frischen Fisch und 1-mal pro Woche mageres Wildfleisch isst, wer auf Fett und Zucker und ein Zuviel an Salz verzichtet – der hat mit sehr großer Wahrscheinlichkeit nichts mit den heutigen Zivilisationskrankheiten zu tun. Wahrscheinlich lebt dieser Mensch auf einer traumhaften Insel, fernab jeglichen Großstadttreibens, und besitzt einen persönlichen Butler und einen 5-Sterne-Koch. Sollten Sie sich in der Beschreibung wiedergefunden haben, dann möchte ich Ihnen herzlich zu diesem Leben gratulieren.
Für die meisten sieht die Realität jedoch etwas anders aus. Wir leben in einer Zeit, in der nicht nur das Wort, sondern auch der Zustand „Stress" schon zur Normalität geworden ist. Dabei spielt es keine Rolle, ob dieser Stress beruflich oder privat verursacht ist. Für unseren Körper ist Stress einfach Stress. Es müssen auch nicht immer die großen Ereignisse sein, die unseren Körper Stress empfinden lassen. Es reicht oft schon ein kleines bisschen Ärger hier oder ein bisschen Zeitdruck da, und schon erlebt unser Körper Stress. Dies allein schon erhöht den Vitalstoffverbrauch. Wie oft haben Sie Stress? Wie oft ärgern Sie sich über sich selbst, die Kollegen, den Nachbarn, den lahmen Autofahrer vor Ihnen …?
Eine neue Untersuchung hat nun ergeben, dass über die Hälfte aller Deutschen sich nicht mehr richtig entspannen und abschalten können. Dies aber bedeutet für unseren Körper eine Art Dauerstress. Dieser andauernde Stress beeinflusst unser ganzes Verhalten, auch unser Essverhalten.
Oft bringt er uns dazu, alles andere als wirklich gesunde Dinge zu essen. Stattdessen stopfen wir uns mit irgendetwas voll, Hauptsache, wir sind satt.

Ernährungs-Alltag

Wie sieht denn der Ernährungs-Alltag vieler Bürger aus? Der Tag beginnt mit einem typischen deutschen Frühstück: Weißmehlbrötchen oder Brot mit Butter und einer ordentlichen Portion Nuss-Nugat-Creme oder Marmelade; für die, die es herzhaft mögen, gibt es Käse oder Wurst. Egal welche Variante, vitalstoffreich sind beide nicht. Ganz im Gegenteil, das „süße Frühstück" raubt dem Körper Vitamine und Co., und wer dann noch seinen Kaffee mit Zucker trinkt, der hat eigentlich schon jetzt die Dosis Zucker für den ganzen Tag zu sich genommen. So starten viele schon mit einem Vitalstoff-Defizit in den Tag und wundern sich, wenn sie morgens so träge sind. Wer jetzt allerdings hofft, dass es dann besser ist, den Tag ohne Frühstück zu beginnen, den muss ich leider enttäuschen. Es ist nicht besser.
Der Tag setzt sich dann bei vielen so fort. Mittags wird sich „irgendetwas" – vom Hamburger über Würstchen und belegte Brötchen bis hin zu süßen Stückchen – besorgt, nur damit der Hunger gestillt ist. Das Kantinenessen ist da leider meist nicht viel besser, von der Optik ganz zu schweigen.
Im Laufe des Tages geben viele ihrem Körper so viele nährstoffarme Sattmacher, dass sie sich dann schlapp und müde fühlen. Natürlich reicht dann die Kraft auch nicht mehr, noch etwas Sport zu treiben, und so ruht man sich lieber auf der Couch aus und sieht dabei ein bisschen fern. Morgen gibt es ja bestimmt wieder so einen anstrengenden Tag.
Ja – ich habe hier bestimmt übertrieben, und ganz so schlimm sieht es bei Ihnen bestimmt nicht aus. Tatsache ist aber: Die wenigsten ernähren sich wirklich gesund. Und es wird einem ja auch nicht leicht gemacht: An jeder Ecke wartet eine schnelle Verlockung, die uns „stopft". Leider herrscht auch die Meinung vor, ein Schokoriegel oder generell etwas Süßes sei „gut für die Nerven". Wenn Sie wirklich Ihren Nerven etwas Gutes tun wollen, dann nehmen Sie reichlich B-Vitamine zu sich – und lassen Sie den Schokoriegel liegen.
Fassen wir kurz zusammen: Unsere Nahrung enthält weniger Vitalstoffe als früher, und durch die Verarbeitung werden es noch weniger; doch unser Körper benötigt durch unsere heutigen Lebensgewohnheiten wesentlich mehr als früher. Tatsächlich geben wir unserem Körper nicht einmal die Lebensmittel, in denen die wenigen Vitalstoffe noch enthalten sind, sondern wir ernähren uns von Sättigungsmitteln!

2.3 Erfindung (nur?) zum Wohle der Industrie

Was die Art unserer Ernährung entscheidend zum Negativen verändert hat, ist die Erfindung des Auszugsmehls und des raffinierten

Zuckers vor etwa 100 Jahren. Seit dieser Zeit nahm die Nährstoffzufuhr bei uns rapide ab. Im Auszugsmehl befinden sich 80 Prozent weniger Vitalstoffe und im Zucker überhaupt keine! Ganz im Gegenteil: Der Stoffwechsel benötigt, um den Zucker zu verarbeiten, Vitamine. Das Verarbeiten des Zuckers bringt dem Körper nichts ein – außer, auf lange Sicht, Diabetes! Wer also viel Zucker zu sich nimmt, sollte schon alleine aus diesem Grund für zusätzliche Vitalstoffe sorgen. Wer als Hauptgetränk Cola oder sonstige zuckerhaltige Limonaden bevorzugt, erst recht! Am besten, Sie verzichten auf dieses Zuckerwasser oder reduzieren es.

Davon abgesehen, steckt in fast allen verarbeiteten Lebensmitteln Zucker. Schauen Sie auf die Liste der Zutaten. Leider enthalten hochverarbeitete Industrieprodukte oft nicht nur Zucker, sondern auch einen Menge Natrium (also Salz). Von Vitalstoffen keine Spur mehr, und schon gar nicht in der Menge, wie sie unser Körper benötigt.

Na und ...

Wir ernähren uns zu viel von industriell verarbeiteten Produkten und essen zu viel Fett, Zucker und Salz. Wo ist das Problem?
Das Problem finden wir in den Arztpraxen unseres Landes! Fette enthalten gar keine wasserlöslichen Vitamine, und auch im Kuchen, im Weißmehlbrot und in der Nudel fehlen bestimmte Vitamine völlig. Dazu kommt der Alkohol, der dem Körper zum Beispiel eine beachtliche Menge an Vitamin B_1 und Magnesium entzieht.

> **Tierisch**
> Labortiere, die eine fett- und zuckerreiche Ernährung erhalten haben, wurden dick, entwickelten Herz-Kreislauf-Erkrankungen und Diabetes.

Das ist ja affig!

Amerikanische Forscher sind der Meinung, dass der Schimpanse und der Mensch so geringe genetische Unterschiede aufweisen, dass Erstere als Menschen bezeichnet werden könnten. Genetiker von der Wayne State University in Detroit kommen zu ihrer Schlussfolgerung aufgrund der Analyse von 97 Genen: Gewisse Teile des Erbguts von Mensch und Schimpanse stimmen zu 99,4 Prozent überein.
Worauf will ich hinaus? Nun, in den zoologischen Gärten der USA wird Affen eine 23-mal höhere Dosis an Vitaminen verabreicht, als es die Deutsche Gesellschaft für Ernährung uns empfiehlt. Man stellte dort nämlich fest, dass unsere nächsten Verwandten diese Menge benötigen, um ihre Gesundheit zu erhalten, sich vor Infektionen zu schützen und sich gesund fortzupflanzen.
Wenn man jetzt noch bedenkt, dass sich diese Affen wesentlich gesunder ernähren, als es die meisten von uns tun, und sie trotzdem

diese höhere Vitalstoffzufuhr erhalten, dann finde ich das mehr als „nur" interessant!

Zusammengefasst: Die Qualität unserer Nahrung und unsere Ess- und Lebensgewohnheiten lassen eine ausreichende Versorgung mit Vitalstoffen nicht mehr zu!

2.4 Veränderung ist möglich

Ich habe mit vielen Menschen gesprochen: Alle würden sich gerne gesünder ernähren – wenn es nur nicht so umständlich wäre. Besonders, wer viel unterwegs ist und im Büro wenig Zeit hat, wäre sehr dankbar, wenn es etwas gäbe, das nicht nur schnell geht, sondern auch schmeckt und gesund ist, am besten mit wenig Kalorien und Fett.

Wenn Sie auch zu diesen Menschen gehören, dann habe ich hier für Sie meinen persönlichen „Geheim-Tipp". Allerdings wird er am Anfang meistens sehr belächelt und nicht wirklich ernst genommen, doch wer wirklich darüber nachdenkt und es einfach mal ausprobiert, ist begeistert. Davon abgesehen, ist mein „Geheim-Tipp" in der Model-Szene ganz selbstverständlich und alltäglich.

„Der Geheim-Tipp" oder: Sich einfach HIPP fühlen

Unter Models ist es schon lange bekannt. HIPP ist die Lösung! Wer jetzt denkt, dass es sich hier um Babynahrung handelt und dass diese Erwachsenen nicht schmeckt, der hat nur im einem Punkt Recht: Es handelt sich um Babynahrung! Dass es nicht schmeckt, ist einfach falsch! Ganz im Gegenteil, es ist wirklich köstlich!

Ich rede hier vor allem von den Produkten mit Frucht. Die „normalen Mahlzeiten" können mit etwas Würze an den persönlichen Geschmack angepasst werden.

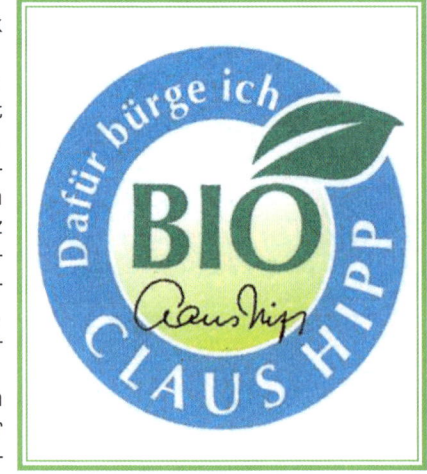

Die Vorteile liegen klar auf der Hand: Bei Babynahrung von HIPP handelt es sich um allerbeste Bio-Qualität. Alles stammt aus kontrolliertem Anbau und durchläuft sogar wesentlich mehr Kontrollen, als es das Gesetz für Babynahrung vorsieht. Im Übrigen unterliegt Babynahrung wesentlich strengeren Bestimmungen, als es bei Nahrungsmitteln für Erwachsene der Fall ist.

Die Produkte von HIPP sind frei von jeglichen Zusatzstoffen, ohne Zucker und Bindemittel, es gibt keine Konservierungs- und Farbstoffe etc. Das bezieht sich natürlich auch auf die Säfte von HIPP.

Es ist das Beste, was es auf dem Markt gibt. Hier sind wirklich noch Nähr- und Vitalstoffe drin. Ganz im Gegensatz zu unserem Obst aus dem Supermarkt. Ja, Sie lesen richtig: In den HIPP-Gläschen befinden sich teilweise mehr Vitalstoffe als im Apfel oder in der Banane aus dem Supermarkt. Gleichzeitig befinden sich in den Gläschen wesentlich weniger Schadstoffe – nämlich keine. Das Obst aus dem Supermarkt trägt dagegen Reste von chemischen Spritz- und Düngemitteln.
Ich schreibe dies aus Überzeugung und weil diese Babynahrung wirklich eine sehr gute Alternative zu dem üblichen Fastfood ist. Ich war zu Beginn selbst sehr skeptisch, und so habe ich recherchiert und festgestellt, mit wie viel Sorgfalt die Produkte hergestellt werden.
Wenn Sie mich unterwegs antreffen, so habe ich meistens meine Gläschen mit dabei. Sie sind praktisch für unterwegs und spenden mir immer wieder eine ordentliche Portion „Natur pur".
Auch zu Hause oder im Büro habe ich immer mein Frucht-Gläschen parat.

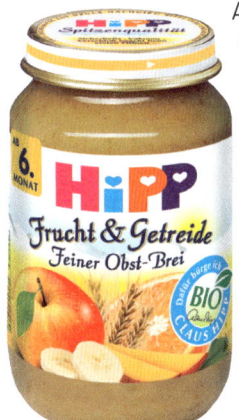

Davon abgesehen ist es auch wesentlich preiswerter als die Pommes frites aus der Bude oder der Hamburger aus dem Fast-Food-Restaurant. Probieren Sie es doch einfach mal aus.
Wie ich ja schon erwähnt habe, sind diese Babymahlzeiten in der Model-Szene etwas ganz Gewöhnliches. Models sind viel auf Reisen und müssen sich gesund ernähren, um ihr bestes Kapital – ihre Top-Figur – zu erhalten. Dies würde mit Hamburgern und Pommes frites sicherlich nicht funktionieren. Machen Sie mit – und Sie fühlen „hipp"!

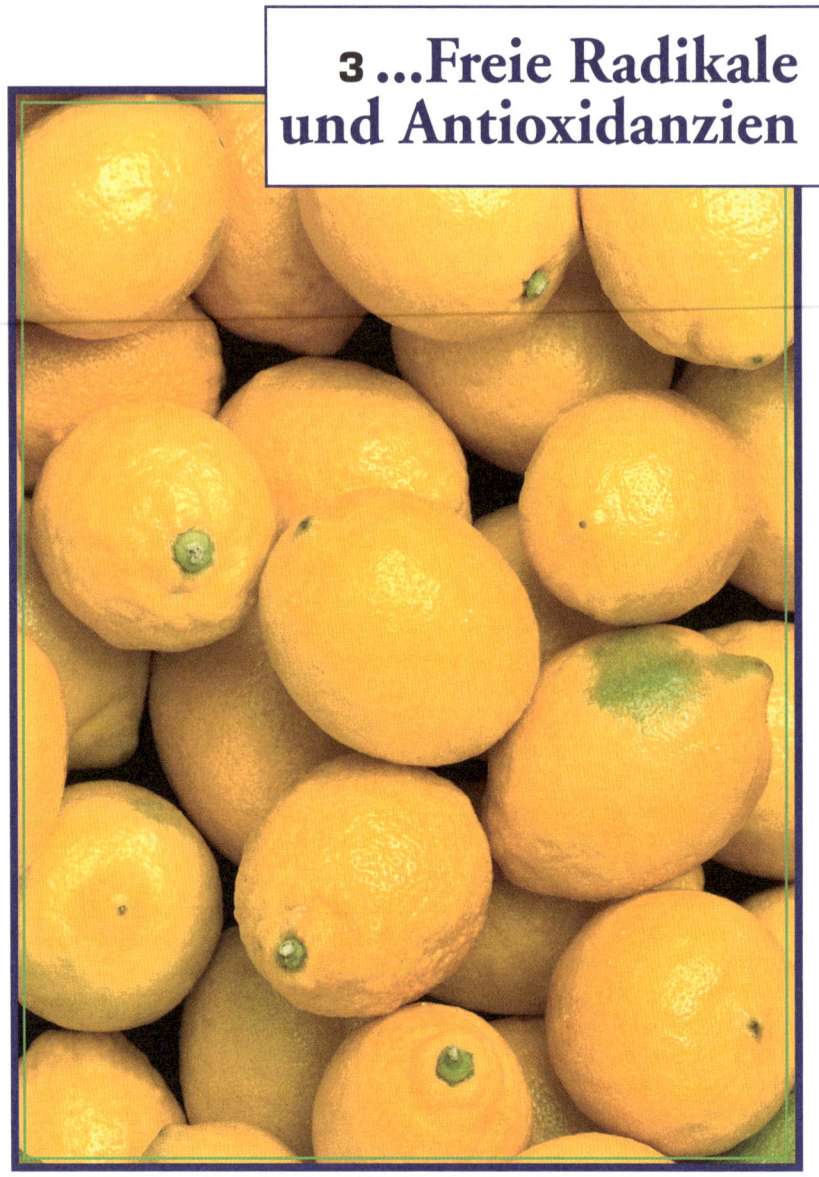

3 ...Freie Radikale und Antioxidanzien

3 Krankheiten und Vitalstoffe

Ähnliche Geschichten

Es ist schon interessant, wie sehr sich die Geschichten von damals und heute ähneln. So wurden zum Beispiel fast alle Vitamine erst auf Grund einer Krankheit entdeckt. Die bekannteste ist wohl die Geschichte des Vitamin C.
Skorbut war als Erkrankung seit Jahrhunderten bekannt. Aber erst 1911 wurde er mit dem Fehlen eines Nährstoffes in Verbindung gebracht.
Skorbut beginnt mit allgemeiner Schwäche, Depression und Ruhelosigkeit. Der Tod tritt dann durch Herz-, Lungen- und Nierenversagen ein. Vor allem auf langen Seereisen, in Gefängnissen und auf Expeditionen – wenn frisches Obst und Gemüse fehlte – kam es zu dieser Krankheit.
Bereits 1747 hatte der schottische Arzt James Lind erkannt, dass Skorbut durch den Verzehr frischer Orangen und Zitronen geheilt werden konnte. Aber erst 1865 wurde allgemein zur Verhinderung von Skorbut auf langen Seereisen Zitronensaft verabreicht.
1928 gelang Albert von Szent-Györgyi die Isolierung der Ascorbinsäure; 1932 gewann und identifizierte er das Vitamin C. Dafür erhielt er 1937 den Nobelpreis für Medizin und Physiologie.

Und heute?

Seit Jahren berichten anerkannte Vitamin-Forscher, dass nicht nur Krankheiten entstehen, wenn ein Vitalstoff fehlt, sondern dass eine Vielzahl von Krankheiten auftreten kann, wenn der Körper über einen längeren Zeitraum unter einem Vitalstoff-Mangel leidet.
Dies lässt natürlich auch den Schluss zu, dass bei einer ausreichenden Versorgung diese und noch viele weitere Krankheiten gar nicht mehr auftreten. Eine gewagte Schlussfolgerung?
Ja! Doch mittlerweile wird sie von vielen Ärzten und Wissenschaftlern bestätigt und auch durch Langzeitstudien belegt.
Noch einmal in Kurzform: Ein absoluter Mangel an Vitamin C bedeutet letztlich den Tod durch die Krankheit Skorbut. Eine zu geringe Zufuhr von Vitamin C über einen längeren Zeitraum bedeutet Herz-Kreislauf-Erkrankungen.
Die meisten Menschen in den westlich geprägten Ländern haben sich wohl damit abgefunden, dass es „Zivilisationskrankheiten" gibt, doch warum kennt man sie bei anderen Völkern überhaupt nicht?
Diese Frage können Sie jetzt bestimmt schon selbst richtig beantworten: weil wir uns anders ernähren. Und zwar von industriell verarbeiteten Nahrungsmitteln, die uns irgendwie satt (und dick) machen

und deshalb eigentlich Sättigungsmittel genannt werden müssten. Denn mit wirklicher Nahrung – die uns Nährstoffe bietet – hat das nicht mehr viel zu tun.

Das Tal der Hundertjährigen

In Ecuador gibt es ein Tal, welches das „Tal der Hundertjährigen" genannt wird. Dort versucht man nun dem Geheimnis des Alterns auf die Spur zu kommen, denn nicht wenige der Bewohner sind über hundert und dabei äußerst rüstig und agil.
Sie leben fern der Zivilisation, ernähren sich von Erzeugnissen der eigenen Landwirtschaft, wodurch sie auch genügend Bewegung haben, und von Umweltschadstoffen und Stress sind sie verschont. Dort gibt es noch Nahrungsmittel, die zu Recht so genannt werden.

> **Chronische Unterversorgung**
> Eine chronische Unterversorgung mit Vitalstoffen gilt inzwischen als Hauptursache für zahlreiche Volkskrankheiten. Es existieren bereits mehr als 12.000 Studien über die Bedeutung von Vitalstoffen für die Gesundheit. Sie können zum Beispiel in der Deutschen Zentralbibliothek für Medizin in Köln eingesehen werden, welche die größte Medizinbibliothek Europas ist.

Ich frag' mal meinen Arzt...

Gerne, aber erwarten Sie bitte kein fundiertes Wissen über Vitalstoffe, es sei denn, dass sich Ihr Arzt in diesem Bereich weitergebildet hat oder sogar ein Orthomolekular-Mediziner ist. Ansonsten werden Sie auf ein Wissen treffen, das hinter Ihrem liegt, wenn Sie dieses Buch gelesen haben. Vitalstoffe fristen im Medizinstudium ein Schattendasein: Das Thema wird nur angerissen, und dies auch noch oft auf veralteter Wissensgrundlage. Dazu kommt, dass das Medizinstudium bei vielen Ärzten schon eine Weile her ist.
Außerdem sollten Sie bedenken, dass auch bei Ärzten Zeit Geld ist. Für eine umfangreiche Beratung über Vitalstoffe erhalten sie von den Krankenkassen keinen Cent – auch wenn diese Beratung längerfristig den Krankenkassen Kosten in Millionensparen würde. Die Kassen sparen lieber an den Leistungen, die Krankheiten verhindern – koste es, was es wolle!

3.1 Freie Radikale

Der Begriff Freie Radikale (in der Einzahl: das Freie Radikal) taucht im Zusammenhang mit Erkrankungen und Vitalstoffen immer wieder auf. Doch was sind eigentlich Freie Radikale?
Freie Radikale sind sehr aktive und vor allem sehr schädliche Stoffwechsel-Zwischenprodukte. Sie entstehen durch die Reaktion von

Sauerstoff (Oxidation), weshalb sie auch Oxidanzien genannt werden. Diese Oxidanzien sind „wild gewordene" Moleküle, die andere intakte Moleküle „beschießen" und somit schädigen. Jede Körperzelle erlebt pro Tag etwa 10.000 Angriffe von Freien Radikalen. Deshalb ist es so wichtig, genügend Antioxidanzien im Körper zu haben, damit diese die Freien Radikale abfangen können, bevor irgendwelche Schäden an der Zelle verursacht werden.

3.1.1 Wodurch entstehen Freie Radikale?

Freie Radikale entstehen durch die UV-Strahlen der Sonne, welche Augen und Haut schädigen, und überall im Stoffwechselsystem, wo Sauerstoff transportiert wird. Schadstoffe wie Pestizide, Medikamente und andere chemische Substanzen, die in der Umwelt und zu Hause eingesetzt werden, lassen ebenfalls Freie Radikale entstehen. Allerdings verwendet unser Immunsystem Freie Radikale auch aktiv. Es „beschießt" Eindringlinge mit Freien Radikalen, um sie so zu zerstören.
Wir sind täglich mit Substanzen, die Freie Radikale verursachen, konfrontiert!

3.1.2 Warum Rauchen so schädlich ist

Durch das Rauchen einer einzigen Zigarette werden Freie Radikale in der Menge von 10^{15} (zehn Billiarden) inhaliert. Dadurch haben Raucher einen wesentlich höheren Bedarf an Antioxidanzien als Nichtraucher.
Weitere Faktoren für die Entstehung von Freien Radikalen sind Erkrankungen, Leistungssport, erhöhter Stress und falsche Ernährung.
Freie Radikale machen krank und lassen Körperzellen schneller altern. Krebs, Herz-Kreislauf-Erkrankungen, Schäden an Augenlinse und Netzhaut und teilweise auch degenerative Nervenerkrankungen wie Alzheimer und Parkinson sind die Folgen. Rheuma, Allergien und Asthma werden durch Freie Radikale verschlimmert. Für viele Mediziner sind Freie Radikale die schlimmsten Feinde, die der menschliche Körper haben kann.
Der wohl bekannteste Sportmediziner unserer Zeit, Dr. Gerhard Müller-Wohlfahrt (Arzt der Deutschen Fußball-Nationalmanschaft, Vereinsarzt des FC Bayern München und Anlaufstelle für viele erfolgreiche Sportler), hat zu diesem Thema sehr interessante, wirklich empfehlenswerte Bücher geschrieben.

3.1.3 Machen Sie den Test

Die durch Freie Radikale verursachten Schäden lassen sich mit verschiedenen Methoden messen. Neben den hier vorgestellten Methoden gibt es noch einen Test, der zwar gern verkauft wird, von dem aber wegen mangelnder Genauigkeit abzuraten ist. Es handelt sich um den Orthomol-Redox-Test.

Zwei Methoden sind empfehlenswert:
1. Der Test auf Zellschäden. Es handelt sich um einen Schnelltest bei Ärzten und in Apotheken. Ein Tropfen Blut wird analysiert, und die Werte liegen in wenigen Minuten vor.
2. Das AntOx-Testkit. Diesen Test kann man in Ruhe zu Hause machen. Anschließend schickt man die Proben ins Labor, und das Ergebnis erhält man dann per Post.

Dieser Test besteht aus zwei Teilen: Der MDA-Test misst anhand einer Urinprobe, wie stark die Zellmembranen bereits von Freien Radikalen durchschossen sind.
Der 8-OHDG-Test ermittelt anhand einer Speichelprobe, ob bereits das Gen-Material in Mitleidenschaft gezogen wurde.
Lassen Sie sich auch gleich den persönlichen Bedarf an Antioxidanzien ermitteln. So wissen Sie genau, welche Substanzen Sie in welcher Menge benötigen. Oft werden diese Angaben kostenfrei mitgeliefert. Fragen Sie aber lieber nach. Wie war das noch mit den Radikalen?

3.1.4 „Die Körperparty"

Stellen Sie sich vor, in Ihrem Körper findet eine große Party statt, und auf diese Party kommen nun männliche Singles (in unserem Fall sind es die Freien Radikale). Ihnen ist es egal, ob eine Frau in einer festen Beziehung ist oder nicht. Wenn sie keinen weiblichen Single finden, nehmen sie sich einfach eine Frau aus einer bestehenden Partnerschaft und zerstören so eine intakte Beziehung (in unserem Fall eine intakte Körperzelle). Der Verlassene (die Körperzelle) ist dann so verletzt und getroffen, dass er bleibende Schäden davonträgt.
Antioxidanzien sind in unserem Beispiel die weiblichen Singles. Wenn genügend davon auf der Party sind, dann schnappen sie sich die männlichen Singles, bevor diese irgendwelche Beziehungen zerstören und so vielleicht die ganze Party durcheinander bringen können. Glücklich, nun einen Partner gefunden zu haben, verlassen beide die Party ...
Und die Moral von der Geschichte: Sorgen Sie dafür, dass Sie immer genügend weibliche Singles, also Antioxidanzien, auf Ihrer Party, also im Körper, haben.

3.2 Antioxidanzien

Antioxidanzien sind Stoffe, die Freie Radikale (Oxidanzien) unschädlich machen und sie aus dem Körper befördern, bevor sie irgendwelche Zellschäden anrichten können. Wenn wir nicht genügend Antioxidanzien im Körper haben, können die Freien Radikale starke Zellschäden und dadurch Krankheiten verursachen.

Pflanzen besitzen sehr viele Antioxidanzien, da sie sich vor Sauerstoff und Sonnenstrahlen schützen müssen. Wenn Sie einen Apfel in zwei Hälften schneiden, dann wird die Schnittstelle an der Luft sehr schnell braun. Hier wurden dann die oberen Zellen des Apfels durch den Sauerstoff „beschossen" und geschädigt. Wenn Sie nun eine Hälfte mit etwas Vitamin C einreiben, dann schützt das Vitamin C die Schnittstelle vor Angriffen der Freien Radikale. Der gleiche Prozess findet in unserem Körper statt.

Aus diesem Grund wird Ascorbinsäure oft als Konservierungsmittel verwendet, eben um die Lebensmittel vor dem schnellen Verderb zu schützen. Wenn wir uns schützen wollen, dann sollten wir genügend Vitamin C und andere Antioxidanzien zu uns nehmen.

Einige wichtige Antioxidanzien sind zum Beispiel

Vitamin A, C und E
Beta-Karotin
L-Cystein (Aminosäure)
Coenzym Q_{10}
Selen
Zink
Bioflavonoide (Sekundäre Pflanzenstoffe)

Obst und Gemüse

In Obst und Gemüse stecken eine ganze Menge antioxidativer Pflanzenstoffe. Es gibt über 30.000 verschiedene sekundäre Pflanzenstoffe, die als Antioxidanzien die Pflanze selbst, aber auch die Menschen oder die Tiere, die die Pflanze verzehren, vor Zellschäden schützen. Deshalb ist es so wichtig, viel frisches Obst und Gemüse zu essen. In über 300 Studien konnte auch gezeigt werden, dass Pflanzenstoffe unsere Zellen und Organe vor Krebs schützen. Regelmäßiger Verzehr von Obst und Gemüse kann das Krebsrisiko halbieren. Essen Sie am besten 5-mal täglich eine Portion Obst oder Gemüse, um genügend Pflanzenstoffe zu erhalten.

Tipp: Sie erinnern sich an die Hipp-Gläschen? Sie sind eine hervorragende Alternative!

Beta-Karotin – nur eines von vielen

Sollten Sie zu den Menschen gehören, die Obst und Gemüse nicht mögen und eine Kapsel mit Beta-Karotin bevorzugen, dann muss ich Sie enttäuschen: Beta-Karotin ist nur ein Pflanzenstoff von vielen, und allein hat er kaum eine Chance. Beta-Karotin schützt sehr gut vor den Freien Radikalen, die durch die UV-Strahlung in der Haut entstehen. Es beugt so Hautkrebs vor. Allerdings gibt es eine Vielzahl von Freien Radikalen, gegen die das Beta-Karotin nichts bewirken kann.

3.2.1 Die Deklaration von Saas-Fee vom 15. Juni 1992

Am 15. Juni 1992 haben sich weltbekannte Wissenschaftler in Saas-Fee zu einem wissenschaftlichen Forum getroffen und über den Einsatz von Antioxidanzien in der Präventivmedizin diskutiert. Am selben Tag verabschiedeten sie eine Deklaration.

Die Bedeutung der Antioxidanzien in der Präventivmedizin:

1. Intensive weltweite Forschungsarbeiten der letzten 15 Jahre zum Thema „Freie Radikale" erlauben jetzt im Jahre 1992 die Feststellung, dass antioxidativen Mikronährstoffen in der Prävention einer Reihe von Krankheiten erhebliche Bedeutung zukommen dürfte. Unter diesen Krankheiten sind so schwere Leiden wie Herz-Kreislauf-Krankheiten, cerebrovaskuläre Störungen, verschiedene Formen der Krebskrankheit sowie andere, in höherem Alter gehäuft auftretende Erkrankungen.

2. Es besteht heute generelle Übereinstimmung über die Notwendigkeit weiterer Forschungsarbeiten, sowohl auf der Ebene der Grundlagenforschung und groß angelegter epidemiologischer Studien als auch in der klinischen Medizin, so dass noch umfassendere Informationen verfügbar werden.

3. Wesentliches Ziel dieser Bemühungen ist die Prävention von Krankheiten. Dieses Ziel ist durch die Anwendung von Antioxidanzien erreichbar, die in der Natur vorkommen und physiologische Bedeutung haben. Leitlinie des präventivmedizinischen Vorgehens sollte es sein, eine optimale Versorgung mit diesen antioxidativen Vitalstoffen sicherzustellen.

4. Es ist eindeutig, dass in der Umwelt viele Quellen für Freie Radikale vorkommen, z.B. Luftschadstoffe wie Smog, Ozon, Stäube etc. sowie Sonnenlicht und andere Strahlungsquellen. Eine optimale Versorgung mit Antioxidanzien leistet einen wichtigen Beitrag zum vorbeugenden Schutz vor diesen Schadstoffen.

5. Der präventive Nutzen einer Einnahme antioxidativer Mikronährstoffe soll im öffentlichen Bewusstsein stärker verankert werden. Für die Anwendungssicherheit antioxidativer Mikronährstoffe wie Vitamin E, Vitamin C, Carotinoide, alpha-Liponsäure und anderen liegen unumstößliche Erkenntnisse vor, auch bei sehr hoch dosierter Zufuhr.

6. Es besteht nunmehr tief greifende Übereinstimmung, dass Regierungsstellen, Angehörige der Gesundheitsberufe und die Medien bei der Verbreitung von Präventivkonzepten in der breiten Öffentlichkeit aktiv mitwirken sollen, speziell vor dem Hintergrund des hohen gesundheitlichen Nutzens und der dramatischen Kostenexplosion im Gesundheitswesen.
Saas Fee (Schweiz), am 15. Juni 1992

Prof. Dr. I. Afanas (Moskau), Prof. Dr. J. E. Buring (Harvard), Prof. Dr. Dr. A. T. Diplock (London), Prof. Dr. Dr. C. H. Hennekens (Harvard), PD Dr. B. Kuklinski (Rostock), Dr. M. Maiorino (Padua), Prof. Dr. L. Packer (Berkeley), Prof. Dr. M. S. Patel (Cleveland), Prof. Dr. Dr. K. H. Schmidt (Tübingen) u.v.a.m.

Wussten Sie ...?

Haben Sie das schon gewusst? Wenn nein, befinden Sie sich in guter Gesellschaft. Die wenigsten Menschen wissen davon. Leider auch die wenigsten Ärzte und Heilpraktiker – obwohl das Ganze schon 13 Jahre her ist. Inzwischen gibt es noch viele weitere Studien, die die Wirkung von Antioxidanzien und deren Wichtigkeit für unsere Gesundheit bestätigen.
Vielleicht gehören auch Sie zu den Menschen, die sich nun langsam die Frage stellen: Wenn das alles so einfach und durch Studien belegt ist, warum werden dann Vitalstoffe nicht aktiv in der Medizin zur Vorbeugung und Therapie eingesetzt?
Genau diese Frage habe ich mir auch gestellt. Bei meinen Recherchen stieß ich auf unglaubliche Zusammenhänge, die nach einigen Überlegungen allerdings sehr logisch sind.

4...Medikamente

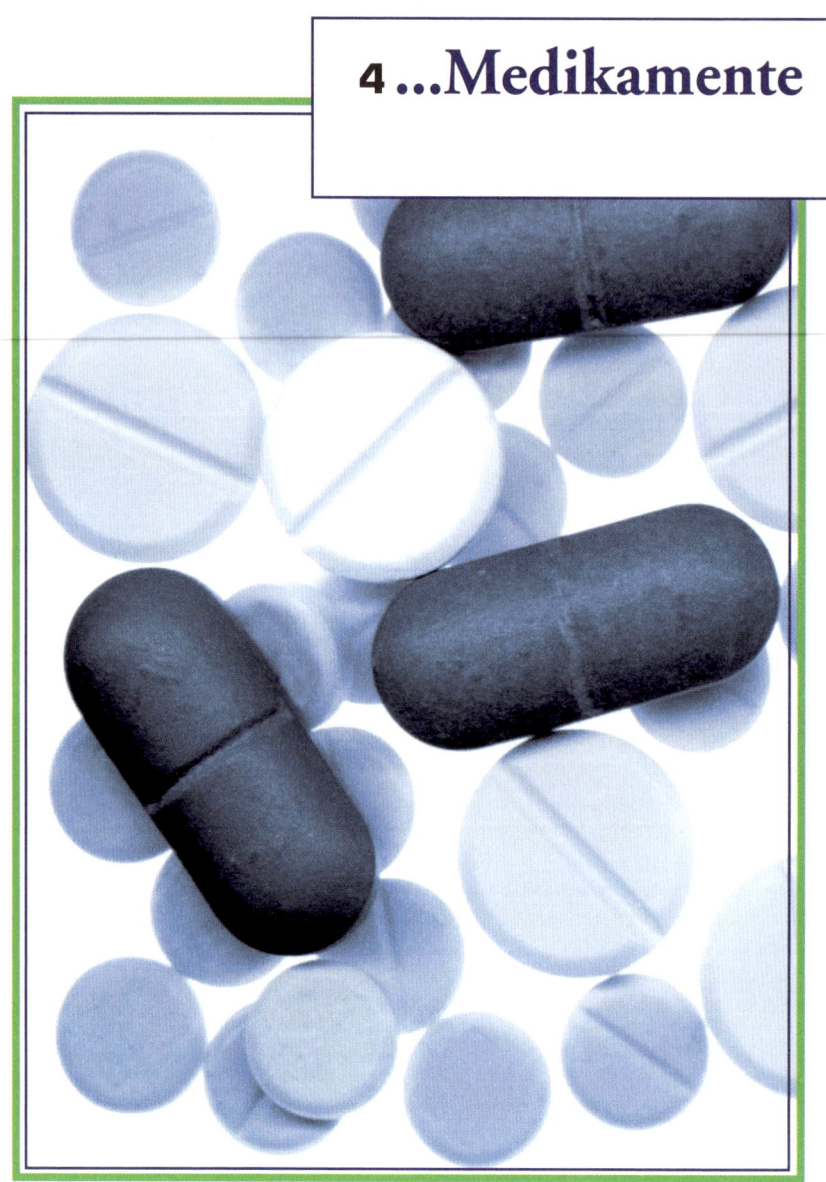

4 Die Pharmaindustrie

Vielleicht ist es Ihnen auch schon aufgefallen, dass in letzter Zeit öfters Meldungen durch die Presse gehen, die eine andere Seite der pharmazeutischen Industrie beleuchten. Eines der jüngsten Beispiele ist das wegen seiner gefährlichen Nebenwirkungen in die Schlagzeilen geratene Medikament Vioxx. Es sind aber nicht nur die Nebenwirkungen, über die berichtet wird. Im Fernsehen gibt es auch immer öfter Reportagen über Medikamente, die keinerlei Wirkungen zeigen und doch verschrieben und für viel Geld verkauft werden. Es scheint, dass langsam eine Art Aufklärungskampagne über die „Schattenseite" der pharmazeutische Industrie beginnt.

Ich möchte ebenfalls einen kleinen Beitrag zur Aufklärung leisten, denn das Thema Vitalstoffe und die pharmazeutische Industrie sind eng miteinander verbunden. Nur mit diesen Hintergrundinformationen ist es möglich, sich ein Gesamtbild über Vitalstoffe zu machen.

4.1 Heilung oder Nicht-Heilung?

Haben Sie sich schon einmal Gedanken darüber gemacht, womit die Pharmaindustrie ihre Milliarden-Gewinne erzielt? Sicherlich nicht mit der Heilung von Krankheiten! Nach den Angaben des Bundesgesundheitsministeriums haben die meisten Pharmapräparate nämlich keinerlei Heilnachweis! Sie verschleiern und unterdrücken lediglich Symptome.

Doch das einzige profitable Geschäft für die Pharmaindustrie ist das Geschäft mit der Krankheit. Solange genügend Menschen krank sind, werden Jahr um Jahr riesige Gewinne erzielt.

Was wäre denn, wenn es die meisten Volkskrankheiten – vom Bluthochdruck über Diabetes bis hin zum Schlaganfall oder Herzinfarkt – nicht mehr gäbe?

Für die Menschen eine sicherlich sehr wünschenswerte Vorstellung. Für die Pharmaindustrie allerdings bedeutete dies einen gewaltigen Gewinneinbruch. Aus diesem Grund hat die Pharmaindustrie nicht nur kein Interesse an den Veröffentlichungen über die Wirkungen der Vitalstoffe, sondern boykottiert diese auch. Vitalstoffe sind Natursubstanzen und als solche nicht patentierbar. Somit sind sie aus Sicht der Gewinnerwirtschaftung unrentabel.

4.2 Vitamin B_3 gegen hohe Blutfettwerte

Haben Sie gewusst, dass zum Beispiel Vitamin B_3 von neutralen Institutionen wie der American Heart Association als gleichwertiger Blutfettsenker empfohlen wird? In Langzeitstudien zeigte sich

Vitamin B_3 den medikamentösen Präparaten sogar überlegen. Es senkt das „schlechte" und hebt das „gute" Cholesterin an und vermindert zusätzlich Lipoprotein, einen Hauptrisikofaktor für Herzinfarkt. Das alles natürlich frei von Nebenwirkungen, was man von den Medikamenten der Pharmaindustrie nicht behaupten kann.

Es versteht sich von selbst, dass die Pharmaindustrie nicht sehr glücklich über den Einsatz von Vitamin B_3 ist, denn die pharmazeutischen Blutfettsenker sind sehr viel teurer, und die Behandlung der zuverlässig auftretenden Nebenwirkungen sorgt für zusätzliche Gewinne.

Deshalb wird sehr viel dafür getan, die Vitalstoffe in Verruf zu bringen bzw. die Verbreitung zu unterbinden.

So wurde eine Zeit lang behauptet, Vitamine und Mineralien seien für die Gesundheit nicht von großer Bedeutung und man benötige sie nicht. Als das Interesse an Vitalstoffen dennoch stieg, wurde vor den „giftigen" Überdosierungen gewarnt.

Trotz dieser Abwehrversuche wächst das Interesse an Vitalstoffen, weshalb nun ein weiterer großer Versuch unternommen wurde, die „lästige" Konkurrenz auszuschalten. Dazu nutzte die Pharmaindustrie ihren Einfluss auf die Politik. Das Ergebnis ist eine EU-Direktive, die nun die Vitalstoffe und Naturheilverfahren einfach verbietet! Diese Direktive trat zum August 2005 in Kraft. Aufgrund des Protests vieler Organisationen und der Klage vor dem Europäischen Gerichtshof wurde die Direktive nicht in vollem Umfang durchgesetzt. So gibt es nun eine Positiv-Liste, auf der alle Vitalstoffverbindungen aufgeführt sind, die es in Zukunft auf dem Markt geben darf. Dass hier eine eine Menge wirklich guter Vitalstoffverbindungen nicht gelistet sind, muss wohl nicht erwähnt werden.

Die Begründung lautet ganz einfach, dass die Bürger geschützt werden müssen. Die Frage ist doch, geschützt wovor? Vor Gesundheit? Wer schützt die Bürger vor dem Aspirin®-Wirkstoff Acetylsalicylsäure (ASS), an dessen Nebenwirkungen alleine in den USA jährlich 16.500 Menschen sterben. Das entspricht ungefähr der jährlichen Zahl von Aidstoten! Und warum dürfen wir Zigaretten im freien Markt kaufen, und Vitalstoffe sollen verboten werden?

Wir benötigen keinen Schutz vor Vitalstoffen, sondern vor der unsinnigen Medikamentenflut und der Art und Weise, wie mit Krankheit und Gesundheit umgegangen wird.

4.3 Die Logik scheint klar

Alles, was Krankheiten erhält oder fördert, darf weiterhin gekauft werden, wohingegen alles, was die Gesundheit erhält, verboten werden muss. So kann die Pharmaindustrie auch morgen noch „kraftvoll zubeißen"!

Es ist nicht im Interesse der Pharmaindustrie, dass wir gesund werden und bleiben. Wollen wir da ernsthaft hoffen oder glauben,

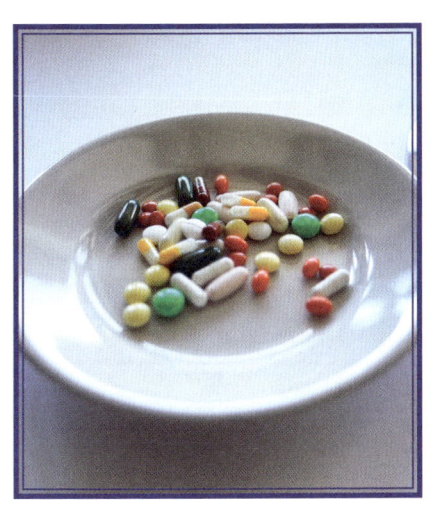

es werde sich von allein etwas ändern? Wir müssen etwas tun, und sich zu informieren, um mehr Entscheidungsgewalt zu haben, ist eine gute Möglichkeit.

Eines ist zweifelsfrei klar: Es gibt kein Naturgesetz, das da lautet: Alt gleich krank!

Es gibt mehr als genügend Völker, die uns das Gegenteil beweisen. Dort werden die Menschen nicht nur sehr alt, sondern bleiben dabei auch noch fit und agil – und das alles ohne teure medizinische Versorgung und massenhaften Pillenkonsum. Vielleicht ist ja das genau ihr Geheimnis?

Bei uns endet heutzutage ein Arztbesuch fast zwangsläufig mit der Verordnung eines pharmazeutischen Präparats. Das reicht von einer Erkältung und leichten Herz-Kreislauf-Störungen über Bluthochdruck bis hin zu den damals in die Schlagzeilen geratenen Cholesterinsenkern (Lipobay-Skandal). Allein mit Cholesterinsenkern verdient die Pharmaindustrie in Deutschland jedes Jahr weit über 5 Milliarden Euro.

Anders als bei Naturheilverfahren können Pharmafirmen mit synthetischen Arzneimitteln wegen der entsprechenden Patente Gewinnspannen von weit über 1.000 Prozent erzielen! Allerdings gehen diese 1.000 Prozent zu Lasten der Patienten – sowohl in Bezug auf die Kosten als auch in Bezug auf die Gesundheit. Denn eines bieten die meisten Pharmapräparate mit Sicherheit: Nebenwirkungen. Auch die am Ende eines jeden Werbespots und in jeder Anzeige zu findende Aufforderung, zu Risiken und Nebenwirkungen den Arzt oder Apotheker zu fragen, soll nur die Verantwortung für die gefährlichen Medikamente an den Patienten weitergeben. Doch welcher Patient versteht die teilweise umständlich formulierten Informationen in ihrer Tragweite, und wer befragt schon seinen Arzt oder Apotheker? Es ist auch naiv, von Arzt oder Apotheker umfassende Aufklärung zu erwarten, denn vielfach handelt es sich um Medikamente, die nicht langzeit-erprobt sind und bei denen niemand vorhersehen kann,

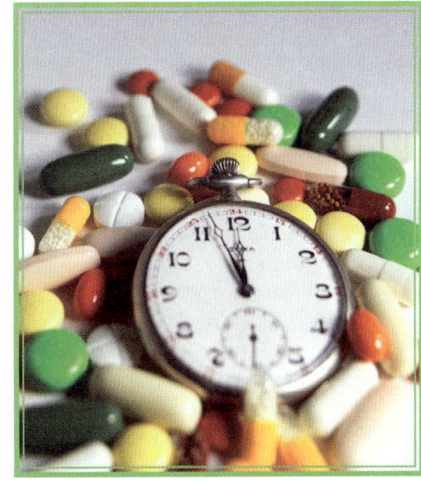

welche schädlichen Folgen sie womöglich haben werden. Zudem reagiert jeder Mensch unterschiedlich darauf.

Mittlerweile gibt es auf unserem Markt so viele Medikamente, dass kein Arzt oder Apotheker mehr wirklich einen Überblick hat. Dazu gibt es ständig neue Medikamente, die als Massenprodukt hergestellt und wie ein Schokoriegel beworben werden.

Unser „Gesundheits"-System scheint nicht wirklich Interesse an der Gesunderhaltung der Bevölkerung zu haben. Warum sonst werden immer wieder positive Studien, so zum Beispiel über Selen, die auch im Ärzteblatt beschrieben werden, ignoriert? Bisher wurden diese Erkenntnisse nicht in die Therapieleitlinien übernommen, obwohl viele Ergebnisse von seriösen Studien bestätigt wurden.

Ärzte verordnen lieber ein pharmazeutisches Präparat, auch wenn die häufigen Nebenwirkungen längst bekannt sind.

So war bereits am 15. April 1998 im „Journal of the American Medical Association" zu lesen: „Allein in den USA sterben jährlich über 100.000 Menschen an den bekannten gefährlichen Nebenwirkungen von Pharmapräparaten."

In Deutschland sterben mehr Menschen durch Medikamenten-Nebenwirkungen als im Straßenverkehr und durch Verbrechen zusammen. Etwa jede dritte Krankenhauseinlieferung erfolgt auf Grund von Medikamenten-Nebenwirkungen. Sollten uns solche Zahlen nicht zum Nachdenken anregen?

Die nebenwirkungsfreien Vitalstoffe können eine Vielzahl von Medikamenten überflüssig machen. Deshalb sind sie eine Gefahr für die Gewinnbilanzen der Pharmaindustrie. Wie unsinnig und sogar gefährlich pharmazeutische Präparate sein können, möchte ich am Beispiel Herzrhythmusstörungen zeigen.

4.4 Aus dem Takt

Studien haben gezeigt, dass Herzrhythmusstörungen ihre Ursache in einem Vitalstoffmangel haben: Es fehlt einfach an Magnesium. Doch wird keinesfalls Magnesium verschrieben, was von den Kassen auch nicht bezahlt werden würde. Stattdessen gibt es ein Medikament wie zum Beispiel Rytmonorm.

Schlimm genug, doch was steht in der Packungsbeilage: „Bei der Anwendung ist zu berücksichtigen, dass bisher für kein Antiarrhytmikum der Klasse 1 nachgewiesen werden konnte, dass eine Behandlung der Herzrhythmusstörungen eine Lebensverlängerung bewirkt."

Wir sollen also ein Medikament einnehmen, das nachweislich keine Wirkung zeigt, zumindest nicht dort, wo wir es gerne hätten. Nebenwirkungen gibt es nämlich genügend. Unter anderem liest man: „Es kann zu proarrhythmischen Wirkungen in Form von Veränderungen oder Verstärkung der Herzrhythmusstörungen kommen, die zu starker Beeinträchtigung der Herzaktivität mit der Folge des

Herzstillstandes führen können ... Eine Herzinsuffizienz kann sich verschlimmern."
Na super! Schlicht und einfach könnte da auch stehen: Schlucken sie bitte diese Pillen. Diese werden Sie zwar nicht heilen, dafür aber eventuell die Symptome verschlimmern. Ach ja, Sie können auch dar-an sterben.
Die Tabletten kosten etwa 25 Euro pro Monat und müssen dauerhaft eingenommen werden. Wobei das Wort „dauerhaft" bei diesen Nebenwirkungen für mich fast schon ironisch klingt.
Dabei wäre die Lösung oft so einfach: Täglich eine Portion Magnesium.
Ich spreche hier aus eigener Erfahrung. Ich hatte selbst leichte Herzrhythmusstörungen. Nachdem ich mich mit dem Thema Vitalstoffe beschäftigt hatte, nahm ich zwei oder drei Monate täglich meine Extraportion Vitalstoffe (natürlich auch Magnesium). Seitdem schlägt mein Herz ruhig und regelmäßig. Ganz natürlich und ohne Nebenwirkung!

Medizin deines Lebens?

Es müssen auch nicht relativ unbekannte Medikamente wie Rytmonorm sein.
So warnte das Journal of Medicine vor den tödlichen Nebenwirkungen von Aspirin®!
Die Bosten School of Medicine veröffentlichte eine Untersuchung zu den Nebenwirkungen von Aspirin® und ähnlichen Substanzen. Danach sterben jährlich allein in den USA etwa 16.500 Menschen an Magenblutungen, die durch Aspirin® und ähnliche Schmerzmittel verursacht werden. Zu sehr schweren Magenschäden kam es in etwa 170.000 Fällen. Aspirin®-Nebenwirkungen gehören zu den 15 häufigsten Todesarten in den USA. Man beachte, dass die Zahl der Todesfälle ebenso hoch ist wie die der AIDS-Epidemie 1997 mit 16.685 HIV-Toten. Jahr für Jahr müssen 100.000 Betroffene stationär behandelt werden.
30 Milliarden Tabletten werden jährlich in den USA verkauft. Viele nehmen sie regelmäßig ein. Doch durch eine Studie des Channing Laboratory der Harvard Medical School in Boston (Massachusetts) kam nun heraus, dass die langjährige regelmäßige Einnahme des Wirkstoffs Acetylsalicylsäure (ASS) bei Frauen auch das Risiko für Bauchspeicheldrüsen-Krebs erhöhen kann. Dazu wurden die Daten von mehr als 88.000 Frauen ausgewertet. Die Studie erschien im Journal of the National Cancer Institute (JNCI).
Auch die Arzneimittelkommission der Deutschen Ärzteschaft weist seit Jahren darauf hin, dass Schmerzmittel tief in den biochemischen Haushalt des Körpers eingreifen und Schleimhautreizungen, Blutungen im Magen- Darm-Trakt und Magengeschwüre verursachen können.

Doch die Werbung für die „Arznei deines Lebens" geht munter weiter. So wird seit Jahren für die Behandlung von Erkältungen mit Aspirin® geworben, obwohl dies erwiesenermaßen keinerlei Heilwirkungen zeigt, denn gegen Viren sind sogar Antibiotika machtlos. Auch die Kombination mit Vitamin C ist nur ein Werbeargument. Der wahre Hintergrund für die Beimischung von Vitamin C ist die Tatsache, dass Aspirin® dem Körper Vitamin C entzieht. Um dies in etwa wieder auszugleichen, hat man ein Präparat mit zusätzlichem Vitamin C produziert. Die von den Konsumenten geglaubte Extraportion Vitamin C erhält der Körper also gar nicht.

Doch Aspirin® steht hier nicht alleine. Es gibt eine Menge anderer Schmerzmittel, die genauso in den biochemischen Haushalt des Körpers eingreifen und dort auf Dauer Schäden anrichten. Vier Millionen Deutsche nehmen regelmäßig Schmerzmedikamente ein; 400.000 von ihnen erkranken allein dadurch an einem Magengeschwür. Sollten Sie in nächster Zeit Kopfschmerzen bekommen und nun unsicher sein, ob Sie eine Schmerztablette nehmen können? Sie können! Es geht nicht darum, mal ab und zu eine Schmerztablette zu nehmen. Wer allerdings meint, bei jeder Kleinigkeit sofort eine Tablette schlucken zu müssen, der sollte seine Meinung überprüfen.

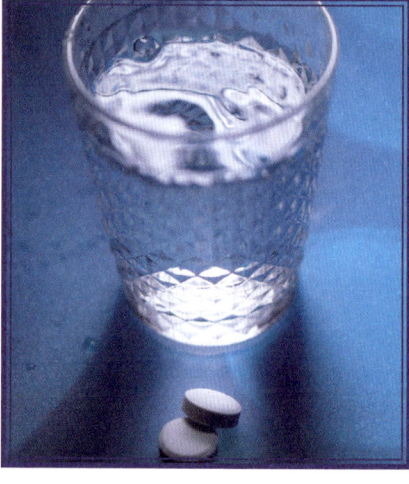

Abends ordentlich einen über den Durst trinken und am nächsten Morgen eine Schmerztablette einwerfen – damit schadet er sich gleich zweimal. Das erste Mal, wenn dem Körper Unmengen an Alkohol zugeführt werden, und das zweite Mal, wenn er dann noch eine Tablette zur Unterdrückung seiner Hilferufe erhält.

Unser Körper benötig nach einer alkoholreichen Nacht Eiweiß, B-Vitamine und Magnesium, aber keine Schmerzmittel!

4.5 Vermeidbare Todesursache

Dank jahrelanger Öffentlichkeitsarbeit zu Gunsten der Pharmaindustrie ist heute nur ein Bruchteil der Bevölkerung darüber informiert, dass man den Todesursachen Nummer eins – Herzinfarkt und Schlaganfall – mit Naturheilverfahren vorbeugen kann.

Weltweit sterben nach einer Statistik der Weltgesundheitsorganisation WHO derzeit jedes Jahr über zwölf Millionen Menschen an den vermeidbaren, weil ernährungsbedingten Folgen von Arterienverkalkung, Herzinfarkt und Schlaganfall.

Seit einigen Jahren wird in immer mehr klinischen Studien nachgewiesen, dass die Hauptursache von Herz-Kreislauf-Erkrankungen, Krebs, Osteoporose und anderen Volkskrankheiten ein Langzeitmangel an Vitalstoffen ist. Und diese Volkskrankheiten können durch Vitalstoffe nicht nur therapiert, sondern sogar verhindert werden. Ein Milliardengeschäft wird so bedroht. Vor allem deshalb wird alles dafür getan, die Vitalstoffe vom Markt zu entfernen bzw. sie durch Fehlinformationen zunehmend in Verruf zu bringen und so die Menschen zu verunsichern.

Die internationale Pharma-Lobby versucht sogar, die UN Kommission „Codex Alimentarius" für ihre Zwecke zu manipulieren. Diese Kommission ist dafür zuständig, Richtlinien für die Bereiche Naturheilverfahren und Vitalstoffe zu entwickeln. Man will offenbar erreichen, dass den Menschen weder die lebenswichtigen Gesundheitsinformationen zu Naturheilverfahren zur Verfügung stehen noch die Naturheilverfahren selbst. So gab das Bundesgesundheitsministerium zu, das Verbot von Naturheilverfahren zu planen.

Das Bundesministerium für Verbraucherschutz sprach sich erstmals öffentlich für das Inkrafttreten einer europäischen Direktive zum Verbot von wirksamen Naturheilverfahren aus. Dies ist die Grundaussage einer Stellungnahme des Bundesministeriums zum Thema „Hochdosierte Vitaminpräparate" vom 20. November 2001.

Am 13. März 2002 entschied dann das Europäische Parlament über eine „Direktive zu Nahrungsergänzungsstoffen", die europaweit wirksame Vitamin-Therapien und andere Naturheilverfahren verbieten soll. Etwa zwei Drittel der EU-Abgeordneten beugten sich dem Interesse der Pharmaindustrie und verabschiedeten dieses Gesetz. Ein Drittel der Abgeordneten trat für die Gesundheitsinteressen der Menschen ein und stimmten dagegen.

Eine Übergangszeit von drei Jahren wurde vereinbart, allerdings nur für Produkte, die bereits auf dem Markt existieren. Letzter Stichtag war August 2005. Wie im Kap. 4.2 bereits erwähnt, wurde die Direktive in abgeschwächter Form verabschiedet.

Interessant an der Geschichte ist auch die Tatsache, dass ein ehemaliges Aufsichtsratsmitglied des zweitgrößten Pharmakonzerns der Welt (Merck, Sharp & Dohme) im „Kabinett" des Europäischen Parlaments (der Europäischen Kommission) sitzt.

Eine Frage stellt sich: Wenn Vitalstoffe gar keine Wirkung haben, warum wird dann so viel unternommen, um das Wissen darüber zu unterdrücken bzw. ihre Nutzung zu verhindern?

Zum Glück gibt es immer wieder Veranstaltungen, auf denen diese Missstände aufgezeigt und neue Erkenntnisse bekannt gemacht werden. So trug auf einem dieser Gesundheitskongresse unter anderem die weltbekannte Biochemikerin Dr. Alexandra Niedzwiecki die Ergebnisse einer klinischen placebokontrollierten Doppelblind-Multi-Center-Studie vor. Sie beweist nun auch für die Herzrhythmusstörung (die Arrhythmie), dass diese in erster Linie durch Vitalstoff- und Energiemangel der Herzmuskelzellen entsteht.

5 ...Essentielle Nährstoffe

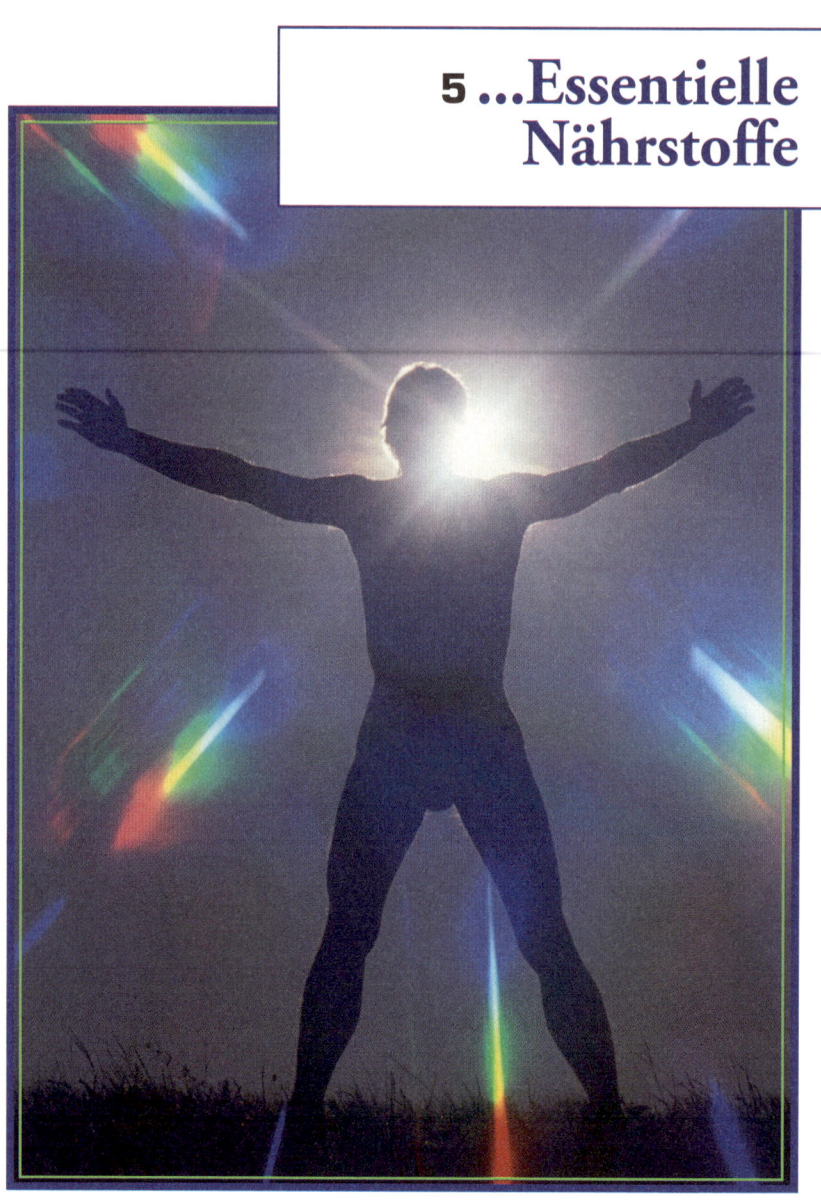

5 Orthomolekulare Medizin

Unser Körper …

… ist in sich ein perfektes System, welches nur dann einwandfrei „funktioniert", wenn jede Zelle gesund ist. Denn wir bestehen aus ungefähr 70 Billionen Zellen. Jede Zelle ist eine kleine biochemische Fabrik, und in jeder einzelnen Zelle befinden sich – in Form von Desoxyribonukleinsäure (DNS) – unsere vollständigen Gene.

45 ist Leben

Faszinierend ist, dass die Zelle (also somit auch unser Körper) sich aus „nur" 45 Nährstoffe aufbaut. 14 davon sind Vitamine, zwei sind essentielle Fettsäuren, der Rest sind Mineralien, Spurenelemente und Aminosäuren. Die Zelle (also unser Körper) kann nur optimal funktionieren, wenn alle nötigen Nährstoffe ausreichend vorhanden sind.

5.1 Linus Pauling

Der zweifache Nobelpreisträger Linus Pauling (1901–1994) erkannte, dass viele chronische Krankheiten auftreten, wenn die Biochemie des Körpers durch Mängel oder ein Ungleichgewicht im Nährstoffhaushalt gelähmt wird. Er fand heraus, dass die Beseitigung dieser Mängel ein sehr wirksames neues Behandlungsverfahren darstellt. Diese Therapieform nannte er „Orthomolekulare Medizin" und definierte sie so: *„Orthomolekulare Medizin ist die Erhaltung der Gesundheit und die Behandlung von Krankheiten durch Veränderung der Konzentration von Substanzen im menschlichen Körper, die normalerweise im Körper vorhanden und für die Gesundheit erforderlich sind."*
Die Orthomolekulare Medizin ist also die Prävention und Therapie mit körpereigenen Substanzen. Dazu gehören die essentiellen Nährstoffe Vitamine, Mineralien, Spurenelemente, Aminosäuren sowie die essentiellen Fettsäuren. Sie sind essentiell, weil der Körper sie nicht aus anderen Stoffen selbst herstellen kann und sie ihm deshalb durch die Nahrung oder durch Präparate zugeführt werden müssen.
Allein die Vitamine sind schon an über 100.000 Stoffwechselvorgängen beteiligt. Da verwundert es nicht, dass die meisten Zivilisationskrankheiten Stoffwechselerkrankungen sind: Sie entstehen durch einen jahrelangen Mangel an den lebensnotwendigen Nährstoffen.
70 Prozent aller Krankheiten sind ernährungsbedingt; sie würden bei richtiger Ernährung, eventuell mit zusätzlicher Zufuhr von Vitalstoffen, und mit ausreichender Bewegung erst gar nicht entstehen.

Krankheiten wie Herz-Kreislauf-Erkrankungen, Allergien, Rheuma, Grauer Star, Osteoporose, Alzheimer, Parkinson usw. können die Folgen eines jahrelangen Mangelzustandes sein. Eine über lange Zeit zu mangelhafte Versorgung mit Vitamin C im Erwachsenenalter erhöht stetig das Krebsrisiko, obwohl über die ganze Zeit hinweg keine klar erkennbaren Symptome vorliegen.

Selbst die Schulmedizin berücksichtigt inzwischen einige Nährstoffe bei der Behandlung von Krankheiten, zum Beispiel Vitamin B_3 (Niacin) zur Senkung hoher Blutfettwerte. Als wirksames Mittel gegen Osteoporose wird Vitamin D und Kalzium verwendet, Magnesium wird u.a. häufig zur Behandlung von frühzeitigen Wehen eingesetzt, und zur Regulierung erhöhter Homocysteinwerte werden B-Vitamine verwendet.

5.2 Die Bedarfsempfehlungen der Deutschen Gesellschaft für Ernährung

Die Empfehlungen der Deutschen Gesellschaft für Ernährung (DGE) wurden in den 1950er Jahren festgelegt; sie beruhen nicht auf wissenschaftlichen oder klinischen Untersuchungen. Solche gibt es übrigens bis heute von der DGE noch nicht, sondern sie wurden sozusagen „erdacht"! Bei den Angaben handelt es sich auch um politische Entscheidungen, da letztlich der Staat verpflichtet ist, die Möglichkeit zur Umsetzung dieser Empfehlungen durch die Bevölkerung sicherzustellen.

Es geht also nicht um den wirklichen Bedarf für die langfristige Erhaltung der Gesundheit, sondern um die wirklich geringste Menge, mit der sich bestimmte Mangelerkrankungen noch vermeiden lassen. Die individuellen Lebensumstände werden nicht berücksichtigt, obwohl es einen sehr großen – nein, sogar den entscheidenden – Unterschied – macht, ob jemand raucht oder Alkohol trinkt, wie alt, groß und wie schwer er ist, ob er Sport treibt, viel Stress hat, ob er nur Fastfood isst. Da über 100.000 Stufen des Stoffwechsels von Vitaminen abhängen, ist es im Übrigen auch gar nicht möglich, den genauen Vitalstoffbedarf eines „normalen" Menschen zu bestimmen.

Weil diese Tatsache auch der DGE bekannt ist, hat sie auch etwas zur „Handhabung der Referenzwerte" veröffentlicht. Da heißt es: „Mit dem Anspruch der absoluten Richtigkeit ist die Planung einer bedarfsdeckenden Ernährung von Einzelpersonen mit den Referenzwerten nicht möglich, da der individuelle Bedarf nicht bekannt ist. Für die individuelle Ernährungsberatung können die Referenzwerte jedoch als Orientierung verwendet werden." Anders gesagt: Die Referenzwerte haben keinerlei Bedeutung, da der individuelle Bedarf nicht berücksichtigt ist.

Viele Fachleute fordern schon seit längerem eine Heraufsetzung der Referenzwerte. Sollte dies wirklich einmal geschehen, würde eine Tatsache noch deutlicher: Mit einer Korrektur der Referenzwerte nähme der herrschende Mangel katastrophale Ausmaße an – und wäre nicht mehr zu leugnen! Auch müsste die Regierung dafür sorgen, dass der Durchschnittsbürger diese neuen Werte auch erreicht. Dass die Werte in nächster Zeit angehoben werden, ist also Utopie.

5.2.1 Schon heute: Erwiesener Mangelzustand

Mittlerweile ist es wissenschaftlich erwiesen: Etwa 80 Prozent der Menschen in Deutschland erreichen noch nicht einmal die von der DGE empfohlenen (Minimal-)Mengen! Bei der Folsäure erreichen sogar 99 Prozent nicht einmal das Minimum. Etwa 55 Prozent nehmen nicht einmal die empfohlene – lächerliche – Tagesdosis an Vitamin C von 100 mg zu sich.

5.2.2 Beispiel Folsäure

1989 wurde in den USA die empfohlene Menge Folsäure von bis dahin 400 µg (millionstel Gramm) auf 200 µg herabgesetzt, obwohl zu diesem Zeitpunkt schon zahlreiche Studien belegten, dass Folsäure das Risiko von Missbildungen bei Geburten um 70 Prozent senkt. In den folgenden Jahren registrierte man eine erhöhte Zahl von fehlgebildeten Kindern.
Die FDA (amerikanische Arzneimittelbehörde) konfiszierte 1992 sogar Vitamintabletten, auf deren Verpackungen darauf hingewiesen wurde, dass Folsäure das Fehlbildungsrisiko drastisch senkt. Der Druck der Öffentlichkeit wurde aber schon 1993 so groß, dass die FDA ihre Haltung ändern musste, und in der Zeitschrift der American Medical Association berichtete die FDA auf einmal, der Zusammenhang von Folsäuremangel und Fehlbildungen sei eines der aufregendsten Forschungsergebnisse der letzten Zeit!
Die Empfehlung wurde wieder auf 400 µg hochgesetzt. 1997 gab dann auch endlich die DGE zu, dass Frauen mit Babywunsch 400 µg Folsäure täglich zusätzlich einnehmen sollten und dass diese Menge nicht über die Nahrung zu erhalten ist.

Folsäure per Gesetz

In den USA werden übrigens seit 1998 per Gesetz alle Grundnahrungsmittel mit Folsäure angereichert. Man hat dort nämlich auch festgestellt, dass sich bei Folsäuremangel das Herzinfarktrisiko verdoppelt. Diese Folsäure-Anreicherung kostet ein paar Cent und spart dafür Millionen Dollar im Gesundheitsbudget ein. Es ist unverständlich, dass in Deutschland nicht aus den Forschungsergebnissen anderer Länder gelernt wird. Wie bei anderen Vitaminen kann der

Mensch von der zusätzlichen Einnahme von Folsäure nur profitieren und nicht verlieren. Selbst eine Menge, die beim 1200fachen der empfohlenen 400 µg liegt, ist immer noch sicher und unbedenklich.

5.3 Antibaby-Pille mit Folgen

Die Weltgesundheitsorganisation (WHO) empfiehlt Frauen, die die Antibabypille nehmen dringend, zusätzlich Folsäure einzunehmen. Die Pille stört die Eigenproduktion der lebenswichtigen Folsäure und bewirkt so einen Mangel. In den USA gilt es sogar als Kunstfehler, wenn ein Arzt mit der Pille nicht auch Folsäure verschreibt.

Die Pille vermindert leider nicht nur die Aufnahme von Folsäure, sondern auch der Vitamine B_1, B_2, B_6, B_{12} und des Vitamins E. Zink und Magnesium sind ebenfalls betroffen.

Netzwerk mit Domino-Effekt

Weil praktisch kein Vorgang in unserem Körper isoliert abläuft, kann der der Mangel an nur einem Vitalstoff eine ganze Reihe weiterer Störungen verursachen. Nehmen wir zum Beispiel das Spurenelement Selen. Dass 99 Prozent aller Menschen in Deutschland einen starken Selenmangel haben, ist wissenschaftlich bewiesen. Ein schlechter Selen-Status erhöht den Bedarf an Vitamin E, und ein Vitamin-E-Mangel behindert die Aktivierung von Vitamin D. Ein Mangel an Vitamin E kann zudem den Magnesium-Spiegel im Gewebe senken und zu einem Zink-Mangel führen, und ein Zink-Mangel erhöht zusätzlich den Bedarf an Vitamin E. Vitamin D ist zuständig für die Kalzium-Aufnahme und die Einlagerung von Kalzium in die Knochen. Sie sehen, was der Mangel an einem einzigen Vitalstoff auslösen kann.

Glauben Sie immer noch, dass Sie ausreichend versorgt sind?

Vielleicht gehören Sie zu den 20 Prozent der Bevölkerung, welche die Minimalmengen der DGE erreichen. Auch wenn Sie dazugehören, sollte Ihnen klar sein, dass diese Minimalmengen nicht für eine optimale Gesundheit ausreichen. Dafür wurden sie auch nicht festgelegt!

Wenn Sie sich voller Energie fühlen und auch langfristig gesund bleiben wollen, dann benötigen Sie mehr – viel mehr – als die Minimalmengen. Und denken Sie daran, wenn Sie das nächste Mal auf einem Etikett lesen, dass ein bestimmter Vitalstoff den Tagesbedarf zu 100 Prozent deckt: Diese 100 Prozent beziehen sich immer auf die von der DEG empfohlenen Minimalmengen.

5 Orthomolekulare Medizin

6 ...Bausteine des Lebens

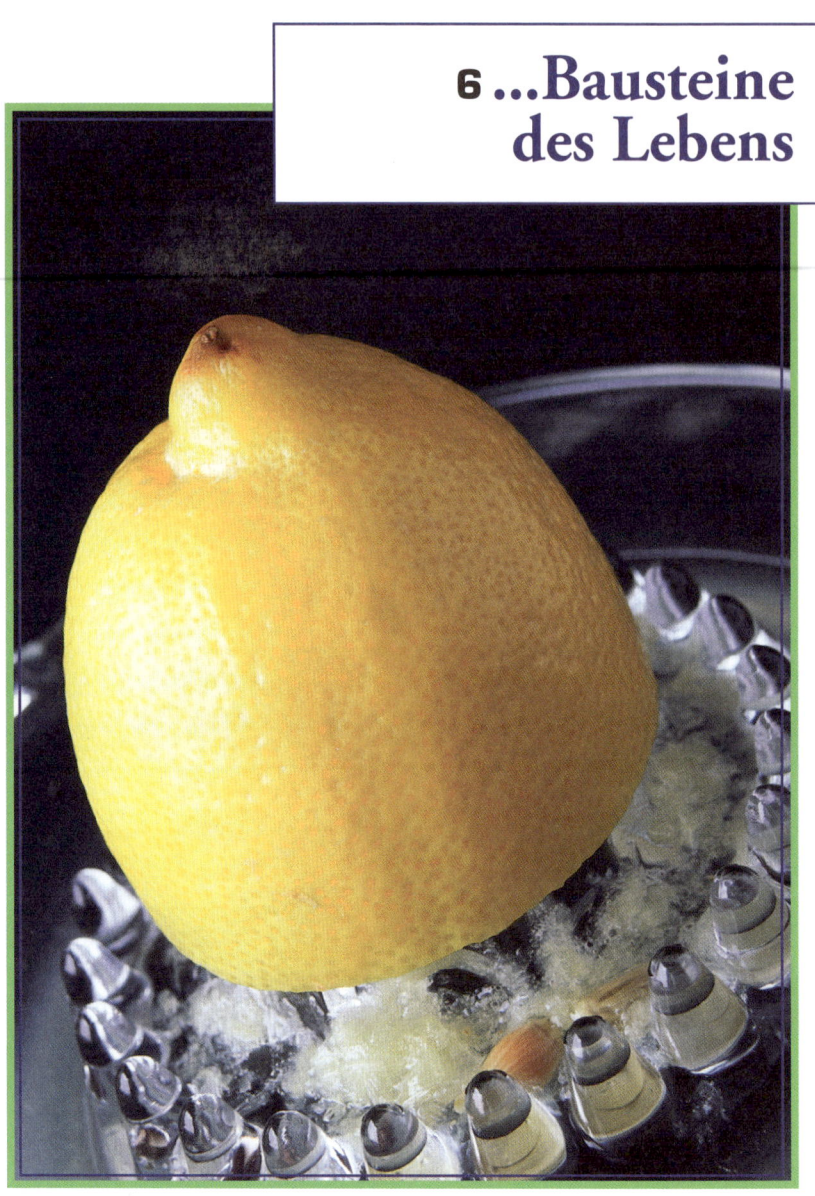

6 Vitamine, Mineralien & Co.

6.1 Vitamine

Von den 45 essentiellen Nährstoffen sind 14 Vitamine. Es gibt zwei Gruppen von Vitaminen: wasserlösliche und fettlösliche.

Die Wasserlöslichen

Die wasserlöslichen Vitamine können im Körper kaum gespeichert werden, weshalb sie ständig zugeführt werden müssen. Zu den wasserlöslichen Vitaminen gehören alle B-Vitamine, Folsäure (B_9, Folat), Pantothensäure (B_5), Biotin und natürlich Vitamin C.

Die Fettlöslichen

Die fettlöslichen Vitamine können im Körper gespeichert werden, zum Beispiel in der Leber, in den Zellwänden und in den Muskeln. Zu den fettlöslichen Vitaminen gehören die Vitamine A, D, E und K.

Alle Vitamine, ob wasser- oder fettlöslich, sind lebenswichtig. Mit Ausnahme des Vitamin D können sie nicht vom Körper selbst produziert werden: Wir sind auf die Zufuhr von außen angewiesen! An fast allen Vorgängen in unserem Körper sind Vitamine beteiligt. Die ungenügende Zufuhr auch nur eines Vitamins verursacht Stoffwechselstörungen. Die langfristigen Folgen sind Beschwerden und Krankheiten aller Art.

6.1.1 Zum Thema der Überdosierung

Hier muss man vor allem die beiden fettlöslichen Vitamine A und D beachten. Sie arbeiten wie Hormone und wirken direkt bis in den Zellkern; deshalb müssen sie besonders sorgfältig dosiert werden. Eine allgemeine Regel für die Dosierung lautet: Vitamin A bis zu 2300 Mikrogramm, Vitamin D bis zu 10 Mikrogramm pro Tag. Nur bei diesen beiden Vitaminen ist eine schnelle Überdosierung möglich.
Bei den fettlöslichen Vitaminen E und K hingegen macht ein Zuviel keine Probleme. Wenn der Körper genug hat, werden sie einfach über den Urin ausgeschieden, genauso wie bei allen wasserlöslichen Vitaminen. Eine Vergiftung mit wasserlöslichen Vitaminen ist also gar nicht möglich!

Dazu ein Beispiel aus den USA

In den USA registriert das Poison Control Center alle im Land bekannt werdenden Vergiftungen. In den letzten 10 Jahren gab es nicht einen einzigen Fall einer gefährlichen Überdosierung mit wasserlöslichen Vitaminen oder dem Vitamin E.
Wenn es eine solche Vergiftung wirklich gäbe, wie uns manche Medien glauben machen, dann wäre sie dort registriert. Selbst wenn sie nicht registriert worden wäre, hätte es eine typisch amerikanische Schadenersatzklage gegen den Hersteller gegeben. Doch bis heute wurde keine einzige Klage eingereicht, obwohl in den USA Vitalstoffpräparate mit den höchsten Konzentrationen zu haben sind.

> **Die eigentliche Gefahr...**
> liegt nicht in der Überdosierung, sondern im Mangel! Ein solcher Mangel an den Vitaminen B_6, Folsäure (B_9) und B_{12} verursacht zum Beispiel hohe Homocysteinwerte, die in den USA jährlich zu etwa 50.000 vermeidbaren Herzinfarkten führen.

6.2 Mineralien und Spurenelemente

Es gibt zwei Kategorien von Mineralstoffen: Diejenigen Mineralien, die in größeren Mengen im Körper vorkommen, z.B. Kalzium, Kalium und Magnesium, werden einfach als Mineralien bezeichnet. Diejenigen Mineralien, die nur in geringen Mengen, in „Spuren", im Körper vorkommen, z.B. Eisen, Zink, Selen, Chrom, Kupfer, Mangan, Jod und Molybdän, werden als Spurenelemente bezeichnet. Hinsichtlich der wichtigen und lebensnotwendigen Funktionen dieser Mineralstoffe im Körper hat diese Einteilung keine Bedeutung.

> **Im Gegensatz zu den Vitaminen muss bei Mineralstoffen genauer auf die Dosierung geachtet werden, da hier leichter Überdosierungen und Wechselwirkungen möglich sind.**

Bei einigen Spurenelementen braucht es nur ein Millionstel Gramm pro Tag, damit bestimmte lebenswichtige Stoffwechselabläufe funktionieren. Fehlt aber diese winzige Menge, kommt es zu Störungen; bei einem leichten Mangel verlangsamt sich der Stoffwechsel.

Unser tägliches Jod

Ein gutes Beispiel dafür liefert unserer Schilddrüse. Ein zentrales Spurenelement für die Produktion der Schilddrüsenhormone ist Jod. Benötigt wird davon nur ein hunderttausendstel Gramm pro Tag. Fehlt das Jod, so bricht die gesamte Energieregulation aller Zellen zusammen. Es kostet unser Gesundheitssystem eine Milliarde Euro, dass den meisten Menschen in Deutschland dieses wenige Jod fehlt. Hier gehören die Schilddrüsenmedikamente zu den am häufigsten verschriebenen!

Symptome eines latenten Mangels sind trockene Haut, Antriebslosigkeit, geringes sexuelles Interesse und eine Gewichtszunahme. Interessanterweise kann ein Jod-Mangel sowohl die Ursache für eine Schilddrüsenunter- als auch für eine Überfunktion sein.

Bemerkbar macht sich eine Schilddrüsen-Überfunktion durch Hyperaktivität: Nichts geht den Betroffenen schnell genug; Symptome sind Unruhe, Nervosität, fliegende Hitze, feuchte Hände, Herzrasen und erhöhte Leberwerte.

Symptome einer Schilddrüsen-Unterfunktion hingegen sind oft geringes sexuelles Interesse, Abgeschlagenheit und Müdigkeit: Man kommt morgens nicht aus dem Bett, man fröstelt, auch wenn anderen warm ist, und ist unkonzentriert; die Haut ist blass und trocken. Bei einem längeren Jodmangel versucht die Schilddrüse, jeden Rest Jod aus dem Blut zu bekommen. Als Folge vergrößert sie sich; im extrem Fall kommt es zum sichtbaren Kropf am Hals.

Eine Deutschland-Studie zur Jodversorgung hat festgestellt, dass die mittlere tägliche Jodzufuhr bei 30–70 µg liegt. Die Minimalempfehlung der DGE sind jedoch 200 µg. Wir haben also ein Defizit von 130–170 µg täglich!

> Kinder und Jugendliche, die schlecht wachsen, unkonzentriert oder schlecht in der Schule sind, haben oft einen Jodmangel (bzw. eine unerkannte Schilddrüsenunterfunktion). Von 3.000 getesteten Kindern zeigte sich bei 20 Prozent ein Jod-Mangel.

Das Schweizer Beispiel

In der Schweiz wird jegliches Salz per Gesetz jodiert. Ob Nahrungsmittelindustrie oder Restaurants – alle müssen jodiertes Salz verwenden. Auch in der ehemaligen DDR gab es eine gesetzliche Regelung für Jod, doch mit dem Fall der Mauer ist auch das Gesetz gefallen. Schade eigentlich, wenn man überlegt, dass jährlich etwa 90.000 Schilddrüsen-Operationen durchgeführt werden und Schilddrüsenhormone (laut Arzneimittelreport 2001) das meistverkaufte Medikament sind.

Das Ganze kostet unser Gesundheitssystem etwa 1 Milliarde Euro pro Jahr. Während in Deutschland etwa 30 bis 40 Prozent der Bevölkerung an einer Schilddrüsenkrankheit leiden, sind es in der Schweiz nur noch etwa 5 Prozent. Ob es an der gesetzlich vorgeschriebenen Jodierung des Speisesalzes liegt, deren Kosten kaum ins Gewicht fallen?

Verwenden Sie in Zukunft nur noch jodiertes Speisesalz. In guten Multi-Vitamin-Präparaten sollte ebenfalls Jod enthalten sein.

6.3 Schleichender Mangel

Ein Mangel an Vitalstoffen macht sich mitunter lange Zeit gar nicht bemerkbar. Selbst wenn dieser Mangel über einen längere Zeitraum besteht, treten oft zu Beginn keine sehr spektakulären Symptome auf. Je nachdem, welcher Mangel vorliegt, beginnt es mit häufiger Müdigkeit, Abgespanntheit, leichter Reizbarkeit, Nervosität usw. Die meisten führen dies auf zu viel Arbeit, zu viel Stress oder ein unbefriedigendes Privatleben zurück. Kaum jemand denkt dabei aber an Vitamine, Mineralien & Co.!

Doch hier liegt oft die Ursache. Zu Recht denken Sie an Stress und an die viele Arbeit – allerdings sind es gerade dieser Stress und die viele Arbeit, die unseren täglichen Bedarf an Vitalstoffen erhöhen und gleichzeitig eine schlechte Ernährung fördern. Genau dadurch erhalten wir viel zu wenig an Vitalstoffen, von denen ja unsere Gesundheit abhängt und wie wir uns fühlen.

6.4 Blutwerte

Auch die nicht korrekte Interpretation vieler Blutwerte wiegt uns zu Unrecht in Sicherheit.

Lassen Sie sich deshalb nicht von „normalen Blutwerten" täuschen. Wissen Sie überhaupt, wie der Wertebereich für unsere Blutmessungen zustande gekommen ist und warum die Grenzwerte in anderen Ländern unterschiedlich sind?

Bei welchen Menschen werden denn die Blutwerte untersucht? Bei Menschen, die krank sind oder ein gewisses Alter erreicht haben. Aus den über Jahre ermittelten Werten hat man dann einen Werte-Bereich entwickelt. Aber wie sind die Werte bei gesunden Menschen oder gar Spitzensportlern? Daran sollten wir uns orientieren! Denn wenn bei einem Großteil die Werte nicht „im grünen Bereich" liegen, heißt das ja nicht, dass dies „normal" ist.

Zudem kommt es nicht immer nur auf den Blutwert an. Der kann durchaus „normal" sein, obwohl in den Körperzellen schon lange ein starker Mangel besteht. Bei Magnesium zum Beispiel kann die Konzentration im Blut auch bei bestehendem Mangel noch lange Zeit konstant sein, und während es in der Zelle bereits an Magnesium mangelt, liegt der Blutspiegel noch auf normalem Niveau. Warum? Weil etwa 98 Prozent des Magnesiums in den Knochen, der Muskulatur, den Nerven und den Zellen stecken. Diese 98 Prozent versuchen, den aus den übrigen 2 Prozent gebildeten normalen Magnesiumspiegel im Blut hochzuhalten – wodurch ihr Anteil abnimmt.

Das Beispiel Migräne zeigt es sehr deutlich. Mittlerweile ist es bewiesen, dass Migränepatienten meist zu wenig Magnesium in den Zellen haben. Normale Blutwerte haben fast alle.

Wenn Sie sich voller Energie fühlen wollen, sollten Sie Ihre Blutwerte an die oberen Grenzwerte bringen. Lassen Sie deshalb am besten Ihre Blutwerte von einem Orthomolekular-Mediziner messen oder von jemandem, der die Werte entsprechend zu deuten weiß.

6.5 Aminosäuren – Die Bausteine unseres Lebens

Aus Aminosäuren baut sich alles Lebendige – und damit auch unser Körper – auf. Selbst wenn die Hypothese stimmen sollte, dass erst mit einem Meteoriten Aminosäuren auf die Erde gelangten, bewiese dies nur, dass erst mit Aminosäuren Leben auf dem Planeten Erde möglich war.

Insgesamt sind etwa 25 Aminosäuren im menschlichen Organismus bekannt. Dabei wird zwischen proteinogenen (Eiweiß bildenden) und nicht proteinogenen Aminosäuren unterschieden.

Die proteinogenen Aminosäuren werden zum Aufbau von Eiweiß (Protein) benötigt, während die nicht proteinogenen Aminosäuren andere wichtige Funktionen im Körper wahrnehmen. So befördert z.B. die Aminosäure L-Carnitin die langkettigen Fettsäuren in die Mitochondrien (die Kraftwerke der Zelle), wo Energie aus Fett gewonnen wird. In der Natur kommen mehrere hundert verschiedene Aminosäuren vor.

6.5.1. Mit ein paar Tönen ganze Symphonien

Mit den 26 Buchstaben des Alphabets können sämtliche Wörter der deutschen Sprache geschrieben werden; mit den 20 proteinogenen (Eiweiß erzeugenden) Aminosäuren kann unser Körper alles „bauen", was er gerade benötigt. Was benötigt wird, entscheidet jede einzelne Zelle.

Eiweiß ist also für uns lebenswichtiges „Baumaterial", ohne das unser Körper keine neuen Zellen herstellen kann. Damit nun diese Zellen auch gut funktionieren, bestens geschützt sind und lange gesund bleiben, benötigen sie Vitamine, Mineralien & Co.

Bei den proteinogenen Aminosäuren unterscheidet man **essentielle**, **semi-essentielle** und **nicht-essentielle**.

Die **essentiellen** [„essentiell" bedeutet nicht einfach „lebenswichtig", sondern „lebenswichtige Bestandteile der Nahrung"] Aminosäuren kann unser Körper nicht aus anderen Substanzen selbst herstellen, sie müssen ihm zugeführt werden – mit der Nahrung oder durch Präparate. Die acht essentiellen Aminosäuren sind Isoleucin, Leucin, Lysin, Methionin, Phenylalanin, Threonin, Tryptophan, Valin.

Die **semi-essentiellen** Aminosäuren benötigt der Körper auch, sie müssen ihm aber nur in bestimmten Situationen zugeführt werden, zum Beispiel in der Schwangerschaft, bei Kleinkindern, bei schweren Verletzungen und Krankheiten. Allerdings ist bei vielen Erwachsenen die Eigenproduktion dieser Aminosäuren gestört; in der Fachliteratur werden manchmal die semi-essentiellen Aminosäuren zu den essentiellen gezählt. Die zwei semi-essentielle Aminosäuren sind Arginin und Histidin.

> Für Kinder sind auch die Aminosäuren Cystein und Tyrosin essentiell; sie werden deshalb oft zu den semi-essentiellen gezählt.

Die nicht-essentiellen Aminosäuren kann der Körper selbst synthetisieren (herstellen). Dafür benötigt er allerdings die entsprechenden Vitalstoffe.

Die zehn nicht-essentiellen Aminosäuren sind: Alanin, Asparagin, Asparaginsäure, Cystein, Glutamin, Glutaminsäure, Glycin, Prolin, Serin, Tyrosin.

Funktionen der Aminosäuren

Wie die Vitamine und die Mineralstoffe haben die einzelne Aminosäuren neben ihrer Funktion als „Baumaterial" wichtige Aufgaben im Körper und wirken auch therapeutisch.

Aminosäuren sind unentbehrliche Auslöser und Startersubstanzen für den reibungslosen Ablauf aller Stoffwechselvorgänge und spielen als Bausteine eine grundlegende Rolle für das körpereigene Abwehrsystem.

Aminosäuren sind ferner ein elementarer Bestandteil aller Zellmembranen. Muskeln funktionieren nur mit Aminosäuren.

Ein Beispiel

Tryptophan ist die Ausgangssubstanz für das Hormon Serotonin. Dieses bewirkt, dass wir innere Ruhe und Ausgeglichenheit verspüren und uns glücklich fühlen. Ein Mangel an Serotonin kann Depressionen bis hin zu Psychosen auslösen.

6.5.2 Eiweiß: Der Lieferant für die Aminosäuren

Das Eiweiß (Protein) in unsere Nahrung hat vor allem den Zweck, uns Aminosäuren zu liefern, aus denen wir das körpereigene Eiweiß herstellen.
Wenn wir also, z.B. in Form von Fleisch, Eiweiß zu uns nehmen, wird es im Verdauungsprozess in seine Bausteine – die Aminosäuren – zerlegt. Aus diesen Aminosäuren baut sich der Körper dann sein eigenes, das Körpereiweiß, zusammen. Das geschieht nach dem Bedarf jeder einzelnen Zelle.

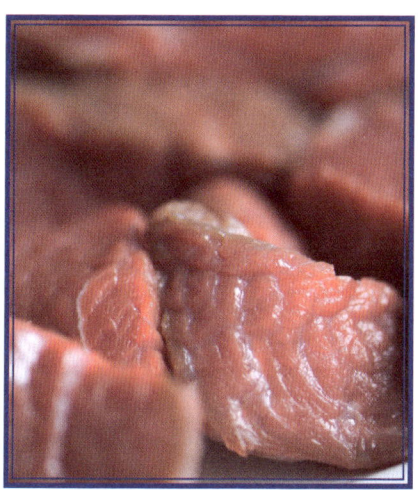

Tierisch und pflanzlich

Eiweiß steckt natürlich nicht nur in Fleisch. Dieses liefert uns zwar sämtliche Aminosäuren, ist aber schwer zu „zerlegen". Rotes Fleisch enthält außerdem tierische Fette, Cholesterin, Purin und womöglich Rückstände aus der Tiermästung, wie Hormone. Zudem werden beim Kochen oder Braten einige Aminosäuren für den Körper unbrauchbar. Es können sogar Beschwerden durch faulende Eiweißrückstände im Darm entstehen.
Pflanzliches Eiweiß hingegen können wir viel leichter verdauen als tierisches. Obst, Salat Gemüse und Hülsenfrüchte sind hervorragende Eiweißlieferanten.

> **Tierisches Eiweiß:** Milchprodukte, Eier, Geflügel, Fisch, Fleisch
> **Pflanzliches Eiweiß:** Getreide, Obst, Gemüse, Pilze, Hülsenfrüchte (Reis, Nüsse usw.)

BW = Biologische Wertigkeit

Die biologische Wertigkeit (BW) gibt an, wie viel des betreffenden Nahrungseiweißes in Körpereiweiß umgewandelt werden kann – wie viele Aminosäuren also verwertet werden können. Je höher die biologische Wertigkeit, desto wertvoller ist ein Eiweiß als Aminosäurelieferant. Durch die Kombination von pflanzlichem und tierischem Nahrungseiweiß kann die biologische Wertigkeit erhöht werden. Hier kann sogar eine biologische Wertigkeit von über 100 Prozent erreicht werden. Dazu gehört die bekannte Kombination von Ei und Kartoffel mit einer BW von 136 Prozent. Für die Ermittlung der BW wurde das Ei mit 100 Prozent festgelegt.

Ei + Kartoffeln = 136 %
Milch + Weizen = 125 %
Milch + Ei = 119 %
Milch + Kartoffeln = 114 %
Ei + Reis = 106 %

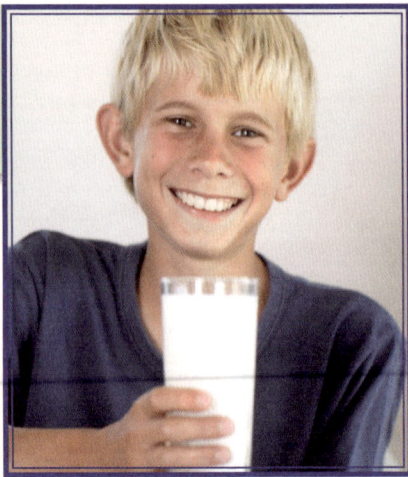

Als „vollständig" bezeichnet man Eiweiß, das alle essentiellen Aminosäuren in ausreichender Menge und in einem für den Körper am besten zu verwertenden Verhältnis enthält. Im Allgemeinen ist tierisches Eiweiß vollständiger als pflanzliches; allerdings lassen sich pflanzliche Eiweiße so kombinieren, dass sich ihre Aminosäuren ergänzen. In dieser Kombination sind sie dann ebenso wie z.B. Fleisch Quelle für qualitativ hochwertiges, vollständiges Eiweiß.

6.5.3 Eine gute Alternative

Es gibt noch eine weitere Quelle für Aminosäuren: das Protein-Pulver! Es liefert hochwertiges Eiweiß, und zwar ohne Fett. Oft nehmen wir nämlich zu viel Eiweiß in Verbindung mit Fett zu uns – und schon hat der Körper ein Problem: Fett bremst die Aufnahme von Eiweiß im Körper.
Mixen Sie sich einfach täglich zwei Eiweißdrinks, und essen Sie etwas Obst dazu. Denn um das Eiweiß zu verwerten, benötigt der Körper natürliche Vitalstoffe.
Mein Tipp: Besorgen Sie sich eines von den vielen Büchern zum Thema Eiweißdrinks. Dort finden Sie tolle Rezepte, die das Obst gleich mit verwenden.
Protein-Pulver gibt es zum einen aus Milcheiweiß und zum anderen aus Sojaeiweiß. Viele Menschen haben eine Laktatunverträglichkeit, d.h., sie reagieren auf Milcheiweiß mit Blähungen. Mit Eiweiß aus Soja gibt es keine Beschwerden.

Aber die essentiellen Aminosäuren gibt es auch pur! Das bedeutet, der Körper muss gar nicht erst Nahrungseiweiß aufspalten, sondern hat die Aminosäuren direkt zur Verfügung. Tatsächlich benötigen wir ja nicht das Eiweiß, sondern die Aminosäuren, aus denen es zusammengesetzt ist. Nur deshalb können Menschen intravenös ernährt werden; dies wäre mit der Zufuhr von – unverdautem – Eiweiß nicht möglich.

Wie viel darf's denn sein?

Im Durchschnitt benötigen wir täglich 0,8 Gramm Eiweiß pro Kilogramm Körpergewicht. Wer beispielsweise 65 Kilo wiegt, benötigt mindestens 52 Gramm Eiweiß pro Tag. Sportler brauchen durchaus das Doppelte, ebenso Kranke und Menschen, die unter starkem Stress stehen.

Leider können Sie nicht voraussetzen, dass nach der Verdauung die gleiche Menge Aminosäuren dem Körper zur Verfügung steht, die Sie ihm zugeführt haben. Der Magen benötigt Magensäure, um das Eiweiß aufzuspalten, und Zink, um die Aminosäuren im Körper wieder zu körpereigenem Eiweiß zusammenzubauen. Im Alter von etwa 40 Jahren beginnt jedoch die Produktion der Magensäure abzunehmen; dadurch kann das Nahrungseiweiß nur noch zu etwa 70 Prozent aufgespalten werden. Noch dazu haben die meisten Menschen eine Zinkmangel und können so die aufgenommenen Aminosäuren nicht hundertprozentig verwerten.

Nicht zu viel auf einmal!

Eine Mahlzeit sollte etwa 20 bis 40 Gramm Eiweiß enthalten. Mehr kann der Körper auf einmal nicht aufnehmen, und die Nieren werden sonst durch die Ausscheidung belastet. Um Ihre Nieren bei der Ausscheidung zu unterstützen, sollten Sie immer genügend Wasser trinken, am besten mindestens 2,5 Liter pro Tag. Nach etwa vier Stunden ist der Körper wieder für die nächste Portion Eiweiß bereit. Also, alle 4 Stunden eine Portion Eiweiß ohne Fett.

> Ein Zuviel an Eiweiß schadet nicht prinzipiell! Es schadet nur, wenn wir das Eiweiß in Kombination mit Fett zu uns nehmen.

6.6 Gefühls-Leben

Hormone und Botenstoffe

Wenn Sie jetzt denken, dass unser Gefühlsleben doch stark von Hormonen abhängig ist, haben Sie Recht! Wussten Sie aber, dass für die Produktion der Hormone ausreichend Vitalstoffe vorhanden sein müssen? In diesem Fall spielen die Aminosäuren und die sogenannten Botenstoffe eine wichtige Rolle. Ob Sie sich nun glücklich und voller Tatendrang fühlen oder eher leicht depressiv und lustlos: das alles steht direkt oder indirekt in Verbindung mit Vitalstoffen.

6.6.1 Selen macht glücklich!

Menschen die sich leicht ängstlich, unkonzentriert und depressiv fühlen, haben meistens einen zu niedrigen Selenspiegel. Selen wirkt auf die Botenstoffe im Gehirn ein und hat somit Einfluss auf unsere Psyche. Studien zeigen, dass Menschen mit niedrigem Selenwert eher ängstlich und leichter depressiv werden. Während einer solchen Studie über Selen wurde eine Gruppe von Versuchspersonen über 15 Wochen selenarm ernährt, eine zweite Gruppe selenreich. Bei der anschließenden psychologischen Befragung fühlten sich die selenreich ernährten Personen heiterer, selbstbewusster, angstfreier, konzentrierter und energiegeladener. Übrigens entsprach die selenarme Ernährung in etwa der deutschen Standard-Ernährung. Laufen vielleicht deshalb hierzulande so viele Menschen mit ernster Miene herum?

6.6.2 Soziale Probleme

Zwei Beispiel sollen zeigen, dass womöglich einige unserer sozialen Probleme mit der heutigen nährstoffarmen Ernährung zu tun haben.
Viele Kinder und Jugendliche ernähren sich zu einem großen Teil von Junk-Food und Süßigkeiten. Vitamin B_1 ist aber hauptsächlich in Vollkornprodukten enthalten. So haben junge Menschen häufig einen Vitamin-B_1-Mangel. Trinken sie zudem Alkohol, wird eine erhebliche Menge des noch vorhandenen Vitamin B_1 vernichtet. Typische Anzeichen für einen Vitamin-B_1-Mangel sind Lernschwierigkeiten, Konzentrations- und Schlafstörungen, Reizbarkeit und aggressives Verhalten.
Wie sieht es denn in Schulen und auf Schulhöfen aus? Viele führen das aggressive Verhalten von Kindern und Jugendlichen auf die Erziehung und unsere heutige Zeit zurück und nehmen es schon als „normal" hin. Ganz sicher sind Ursachen für dieses Verhalten in der Erziehung, dem ungehinderten Fernsehkonsum und der Beschäftigung mit Computerspielen zu finden. Doch auch die Ernährung spielt eine wichtige Rolle.
Indes haben nicht nur Kinder und Jugendliche, sondern auch viele Erwachsene einen Vitamin-B_1-Mangel. Dies ist der Tatsache geschuldet, dass das Vitamin B_1 in nur sehr wenigen Lebensmitteln vorkommt und in vielen überhaupt nicht. In Zucker, Weißmehl, geschältem Reis, Ölen und Fetten ist es nicht vorhanden. Hoher Kaffee- oder Teekonsum deaktiviert das Vitamin B_1 (Thiamin) und leert die Speicher (der Körper kann nur etwa 30 mg Vitamin B_1 speichern). Zudem verschlechtert ein Mangel an Folsäure die Aufnahme von Vitamin B_1. Und bekanntlich haben ja in Deutschland 99 Prozent der Bevölkerung einen Folsäure-Mangel.

Britische Forscher belegen: Besseres Sozialverhalten durch Vitamine!

Ein Test mit Gefängnisinsassen eines Hochsicherheitstraktes in der Nähe von Oxford ergab, dass Vitamine sozialeres Verhalten fördern und die Gewaltbereitschaft vermindern.
Neun Monate lang hat ein Team von der Universität Surrey in England 230 jugendlichen Gewalttätern entweder Vitamine als Nahrungsergänzung oder Placebo-Tabletten gegeben.
In der Placebo-Gruppe blieb die Anzahl der Regelverstöße gleich, in der Gruppe mit Vitaminpräparaten hingegen nahmen sie um 25 Prozent ab, und die Zahl der Gewalttaten reduzierte sich sogar fast um die Hälfte.
Sollten uns solche Ergebnisse nicht nachdenklich machen und zum Handeln anregen?

6.7 Umweltschadstoffe

Einer der Gründe für den höheren Bedarf an Vitalstoffen ist die Belastung der Umwelt mit Schadstoffen.
Schwermetalle stoßen bei einem unterversorgten Körper auf keine große Gegenwehr und können sich so ohne Probleme im Gehirn, in der Leber oder in der Niere einlagern.
Das Gehirn und das Nervensystem, zum Beispiel, werden von Quecksilber und Aluminium sozusagen belagert; diese Metalle verursachen unter anderem Alzheimer und Parkinson.
Schadstoffe beeinträchtigen unser ganzes Stoffwechselsystem und haben so einen sehr großen Einfluss auf unsere Gesundheit und unsere Psyche. Folgen einer Schadstoffbelastung sind oft Unkonzentriertheit, Migräne, Gelenk- und Muskelschmerzen, Depressionen, ein geschädigtes Immunsystem, Allergien, Asthma und Rheuma.

Tägliche Schwermetallbelastung in Deutschland
(Durchschnittlich pro Person)

1. Blei	200–300 µg
2. Kadmium	27–35 µg
3. Quecksilber	10–20 µg
4. Aluminium	50–150 µg

In diesen Werten ist der Feinstaub, der zur Zeit in aller Munde (und Lunge) ist, noch nicht berücksichtigt. Allein schon dieser Feinstaub zeigt, wie sehr wir Tag für Tag mit Umweltschadstoffen zu kämpfen haben.

6.7.1 Großstadtkinder

Viele Folgen dieser hohen Belastungen zeigen sich gerade bei Kindern sehr schnell. So haben 9 Prozent der Großstadtkinder Asthma, 20 Prozent Dermatitis, und 15 Prozent leiden an Allergien! Und die Quote steigt ständig an.
Geben Sie Ihrem Körper die Chance, sich zu wehren. Das kann er allerdings nur, wenn er genügend Selen, Zink, Kalzium, Magnesium und Mangan zur Verfügung hat. Diese Vitalstoffe schützen den Körper vor Schadstoffen – sie leiten sie sogar auch aus ihm heraus.
Zink zum Beispiel verhindert, dass Quecksilber in die Zellen eingebaut wird. Selen bindet Quecksilber und leitet es aus dem Körper.
Dieses Beispiel zeigt bereits, wie wichtig es ist, dem Körper nicht einfach einzelne Vitalstoffe zuzuführen, da viele in Abhängigkeit zueinander stehen und zusammenarbeiten.

6.7.2 Amalgam

Quecksilber finden wir zum Beispiel in Amalgamfüllungen. Acht größere Amalgamfüllungen – gar nicht so ungewöhnlich – geben täglich etwa 10 µg Quecksilber in den Mund ab; diese Menge gelangt mit dem Speichel in den Magen.
Lassen Sie sich also Ihre Amalgamfüllungen entfernen, und achten Sie darauf, dass der Zahnarzt während dieser Behandlung alle nötigen Schutzmaßnahmen für Sie anwendet. Dazu gehört auch eine neue spezielle Absaugmethode: Hier wird der zu behandelnde Zahn mit einer Art Absaugring umschlossen, so kann beim Bohren kein Amalgamstaub in den Mund gelangen. Mit dieser Methode können mehrere Zähne gleichzeitig saniert werden.
Denken Sie daran: Amalgam gehört nicht in den Körper – es gehört in den Sondermüll!

Wenn Sie sich für eine Sanierung entschieden haben, sollten Sie Ihren Körper mit zusätzlichen Vitalstoffen unterstützen. Falls bei der zahnärztlichen Behandlung doch Schadstoffe freigesetzt werden, kann Ihr Körper sie mit Hilfe der Vitalstoffe binden und ausleiten.

Eine Woche vor bis eine Woche nach der Sanierung nehmen Sie täglich

200 µg	Selen
2000 mg	Vitamin C
60 mg	Zink
400 mg	Vitamin E.

Wenn Sie regelmäßig Vitalstoffe einnnehmen, sollten Sie diese Mengen berücksichtigen. Wer bereits täglich zum Beispiel 200 µg Selen einnimmt, ist in diesem Punkt versorgt – auch bei einer Sanierung.

Betrachten wir noch einmal den Menschen der Steinzeit. Er nahm etwa 300 Prozent mehr Vitalstoffe täglich zu sich als wir heute, und sein Körper musste sich nicht gegen Umweltschadstoffe wehren. Gefahr drohte eher vom Säbelzahntiger!

Wir führen uns heutzutage viel weniger Vitalstoffe zu und sind außerdem einer Menge an Schadstoffen ausgesetzt. Wer nur einen Tag in einer Stadt verbringt und sich abends mit Arbeitskollegen im verqualmten Café trifft, hat schon mehr Schadstoffe eingeatmet als der Steinzeitmensch in seinem ganzen Leben!

In seiner Höhle gaben auch nicht Farben, Teppichböden, Kunststoffe u.s.w. ununterbrochen Schadstoffe in die Raumluft ab.

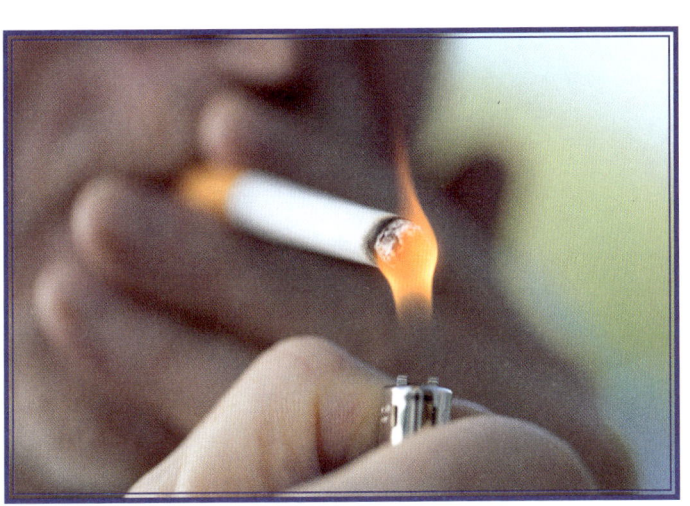

7 ...was wir täglich zu uns nehmen

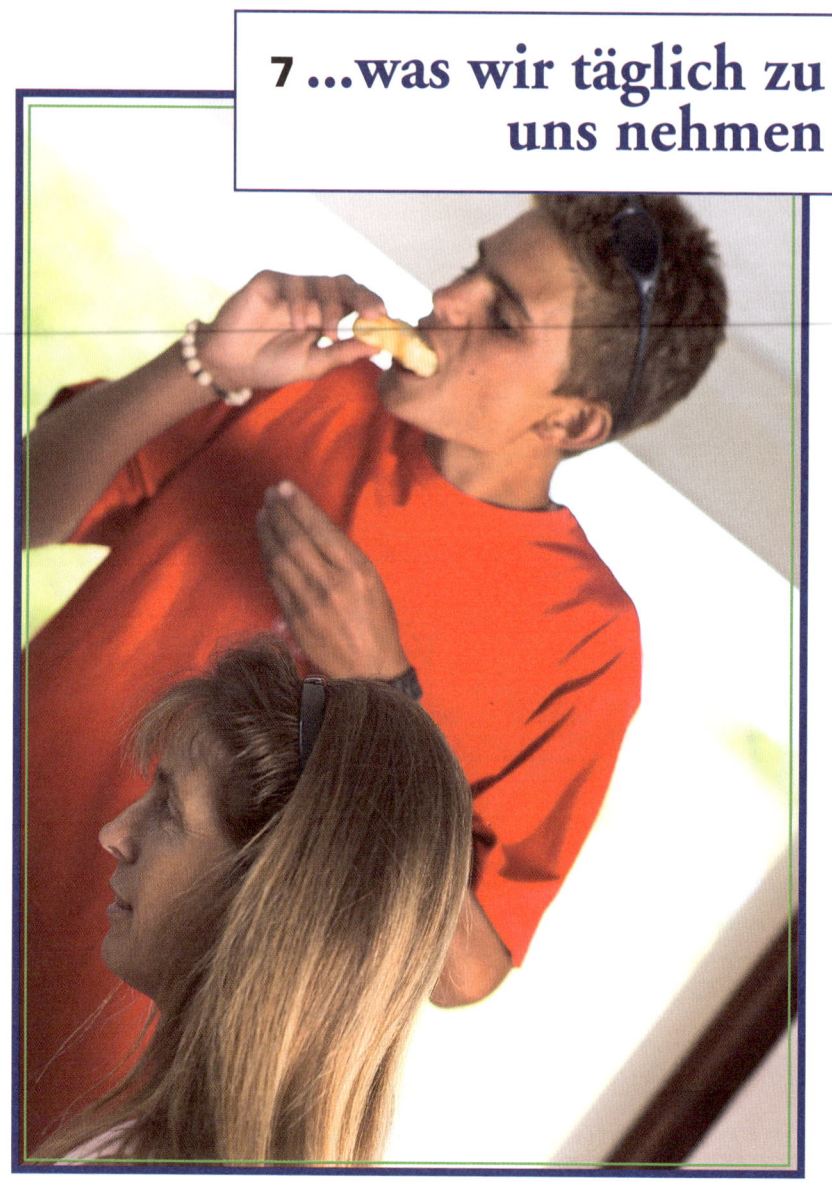

7 Die Basis für Gesundheit: gesunde Ernährung!

Science Fiction – Ernährung per Kapsel

In Science-Fiction-Filmen kommt es immer wieder vor, dass sich die Menschen in ferner Zukunft nur noch von ein paar Tabletten täglich ernähren.
Eine tolle Sache – für Filme!
Ich finde ich diesen Zustand nicht erstrebenswert, und auch aus der Tatsache, dass unsere heutige Ernährungsweise uns nicht mehr ausreichend mit Vitalstoffen versorgt, folgt nicht, dass wir uns nur noch von Tabletten und Kapseln ernähren sollten.

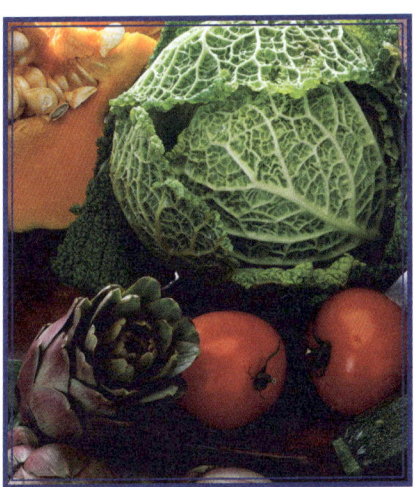

Ganz im Gegenteil! Eine gute und gesunde Ernährung bildet die Basis der Gesundheit und ist wichtiger denn je! Im Obst und Gemüse stecken zwar nicht mehr so viel Vitalstoffe, dafür aber immer noch zigtausend sekundäre Pflanzenstoffe (Bioflavonoide). Sie sind ebenfalls für unseren Körper ungeheuer wichtig und ermöglichen eine wesentlich bessere Aufnahme der Vitalstoffe (auch aus der Kapsel).
Beides ist also wichtig: eine gesunde Ernährung und zusätzliche Vitalstoffgaben.

Falsche Wahrnehmung

Viele Teilnehmer meiner Seminare meinten, sie würden sich gut und gesund ernähren. Bei einigen traf das zu, doch die meisten machten sich etwas vor. Wir neigen ja dazu, Dinge aus der Erinnerung heraus nicht objektiv zu betrachten.
Hier hilft ein kleiner Trick mit großer Wirkung: Führen Sie Ihr persönliches Ernährungstagebuch. Notieren sie mindestens 14 Tage lang, was Sie alles täglich zu sich nehmen. Wirklich alles! Für immer wiederkehrende Dinge wie zum Beispiel Zigaretten oder Kaffee machen Sie einfach eine Strichliste. Das Ergebnis wird Sie erstaunen.

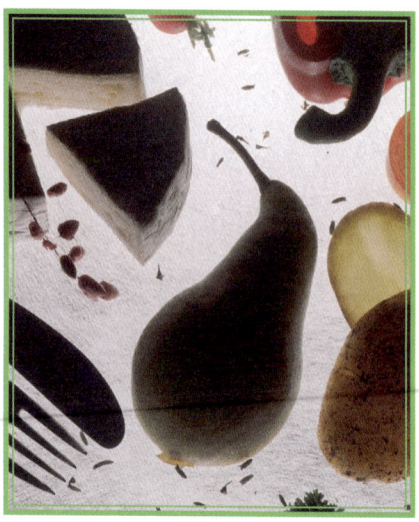

Viele meiner Seminarteilnehmer – alle erhielten vor Seminarbeginn die Aufgabe, dieses Ernährungstagebuch zu führen – berichteten schon vor Ablauf der vierzehn Tage, sie hätten diesen oder jenen „Mist" erst gar nicht mehr gegessen, weil sie es ja später in ihr Tagebuch hätten eintragen müssen. So begannen sie bereits, ihre Ernährung etwas umstellen.

Einige schrieben die Dinge, die sie sich „verkniffen" hatten, trotzdem auf – aber mit einem Sternchen markiert. Denn eigentlich hätten sie diese Dinge ja gegessen. So erhielten sie ein realistisches Bild ihrer früheren Ernährung.

7.1 Die Macht der Gewohnheit

Wie wichtig es ist, sich gesund zu ernähren, dürfte nun klar sein. Doch was vielen nicht klar ist, ist die Umsetzung dieser Einsicht Tag für Tag. Gehören auch Sie zu den Menschen, die „eigentlich" gerne wollten, die aber alles zu umständlich und im Alltag zu schwierig finden?

> Viele kleine Schritte führen auch zu weit entlegenen Zielen. Der Unterschied zu großen Schritten ist, dass man ausgeruhter, sicherer und in jedem Fall ankommt.

Dann gehen Sie doch mit kleinen Schritten voran, und machen Sie es nicht wie die meisten, die gleich von heute auf morgen ihr ganzes Leben umstellen wollen. Das funktioniert nämlich zu 98 Prozent nicht. Garantiert ist dann nur die Frustration!

Wer etwa bisher überhaupt keinen Sport getrieben hat und ab morgen 7-mal die Woche trainieren will, riskiert ziemlich sicher zu scheitern – so wie jemand, der sich immer nur von Fastfood und Industrieprodukten ernährt hat und ab morgen nur noch Obst und Gemüse essen will.

Mein Tipp: Spielen Sie nur „Spiele" mit sich selbst, die Sie auch gewinnen können! Es gibt ja für unsere Psyche nichts Schlimmeres als die Erfahrung, dass wir uns nicht auf uns selbst verlassen können. Das schmälert unser Selbstvertrauen deutlich.

Wer also 7-mal die Woche trainieren will und es „nur" 4-mal schafft, der ist auf die Dauer frustriert. Er kommt bald zu dem Schluss, dass es ihm nichts bringt und sowieso keinen Sinn hat. Wer stattdessen anfangs nur 2-mal pro Woche trainiert, hat Woche für Woche ein Erfolgserlebnis, das ihn motiviert, weiterzumachen. Dann steigert er sich von selbst auf 3-mal Trainig pro Woche, bis es sich bei 4- bis 5-mal einpendelt.

> Heute wollen viele „etwas sein" und nicht mehr „etwas werden". Viele überschätzen, was sie kurzfristig erreichen können, und unterschätzen, was langfristig alles möglich ist!

Umstellungen – etwa in der Ernährung – sind nur zu Beginn lästig und eventuell unangenehm. Nach einer Weile jedoch haben Sie sich daran gewöhnt. Sie müssen also nur am Anfang durchhalten; nach etwa zwölf Wochen ist es zu einer neuen Gewohnheit und für Sie selbstverständlich geworden. Natürlich können es zwölf harte Wochen werden, die Ihnen einiges abverlangen. Es sagt ja auch niemand, dass es leicht ist – nur, dass es sich auf alle Fälle lohnt.

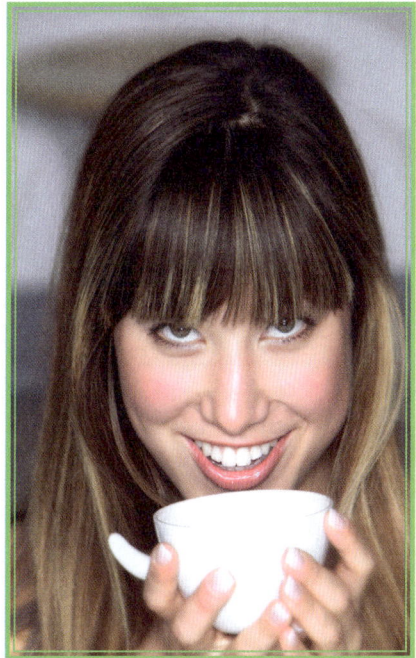

Nehmen wir das Beispiel Zucker: Wer seinen Kaffee mit drei Stück Zucker trinkt, der wird es zu Beginn furchtbar finden, nur noch zwei Stück zu nehmen. Nach etwa acht bis zwölf Wochen allerdings kann er sich nicht mehr vorstellen, dass er jemals 3 Stück genommen hat: „Das ist doch viel zu süß!" So könnte er jetzt weitermachen, bis er irgendwann seinen Kaffee ohne Zucker trinkt.

Wer seine Ernährung oder sein Leben Schritt für Schritt verändert, der wird eines Tages genau dort ankommen, wohin er möchte.

Wie könnte denn eine Ernährung aussehen, die nährt und nicht nur füllt?

Morgens

Obstsalat, Müsli, Eiweißdrink mit Früchten oder Vollkornbrot mit Frischkäse oder auch etwas Konfitüre. Wichtig ist bei Brötchen oder Brot, dass es mit Vollkornmehl gebacken wurde.

Mittags

Etwas Leichtes! Einen Salat mit Putenbruststreifen, Tomaten mit Mozzarella und Olivenöl oder zur Not einfach einen Salat aus einem Fastfood-Restaurant und natürlich einen Eiweißdrink.

Abends

Vollkorn-Spaghetti oder andere Vollkornnudeln mit einer Basilikum-Tomaten-Sauce. Eine Gemüsepfanne mit Fisch oder Hähnchenragout und Wildreis.

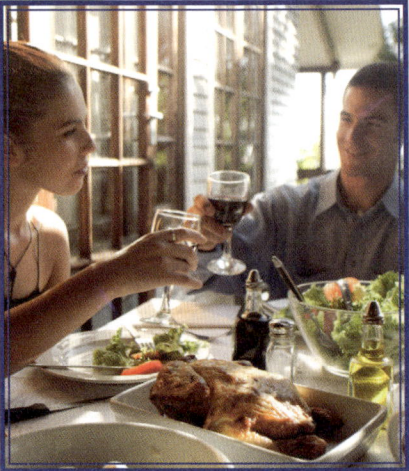

Falls Sie keine Zeit zum Kochen haben, können Sie Tiefkühlkost verwenden. Einige Hersteller liefern Ihnen die Ware ins Haus, und die Qualität ist wirklich gut.

Natürlich können Sie auch jederzeit auf meinen HIPP-Tipp zurückgreifen und etwa ein Gläschen zum Frühstück essen oder zwischendurch im Büro.

7.2 Somatische Intelligenz nutzen

Der leichteste Weg ist, Sie beginnen Sport zu treiben. Finden Sie heraus, was Ihnen Spaß macht, und fangen Sie einfach an! Beginnen Sie schön langsam und locker; steigern können Sie sich im Laufe der Zeit immer noch. Ganz von selbst jedoch wecken Sie durch den Sport Ihre „somatische Intelligenz".

Somatische Intelligenz bedeutet nichts weiter, als dass Sie nach ein paar Wochen Training auf einmal nur noch gesunde Dinge essen wollen. Sie haben Appetit auf Obst und Salat und meiden freiwillig schlechtes Fett. Ihr Körper „weiß" genau, was gut für ihn ist. Doch dieses Wissen wird nur durch Bewegung verfügbar. Vorher liegt es gleichsam unter Chips und Hamburgern begraben.

Wer also einen Anfang macht und sich sportlich betätigt, der kann nach einer bestimmten Zeit gar nicht anders, als sich gesund zu ernähren!

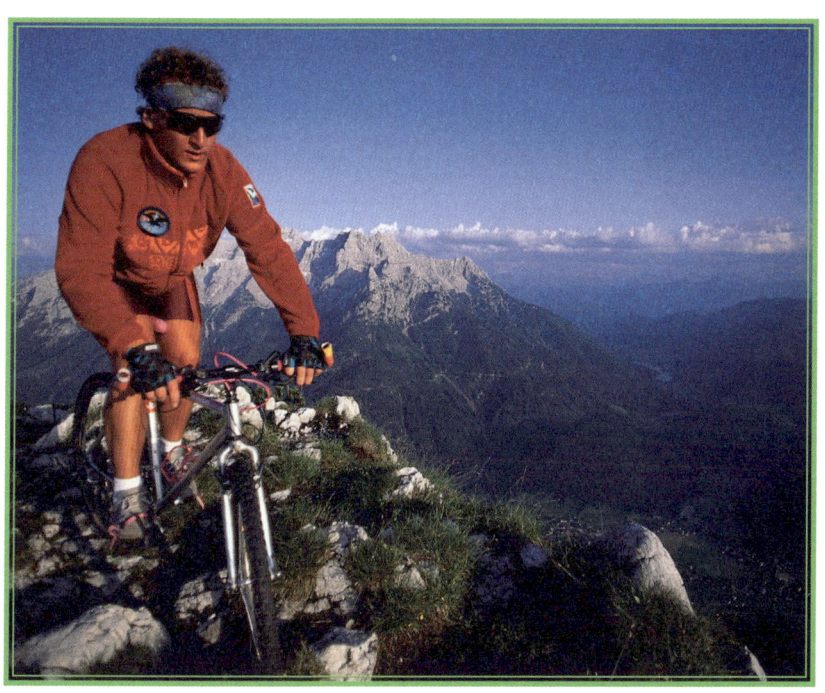

7 Die Basis für Gesundheit: gesunde Ernährung

8 ...einfach besser leben

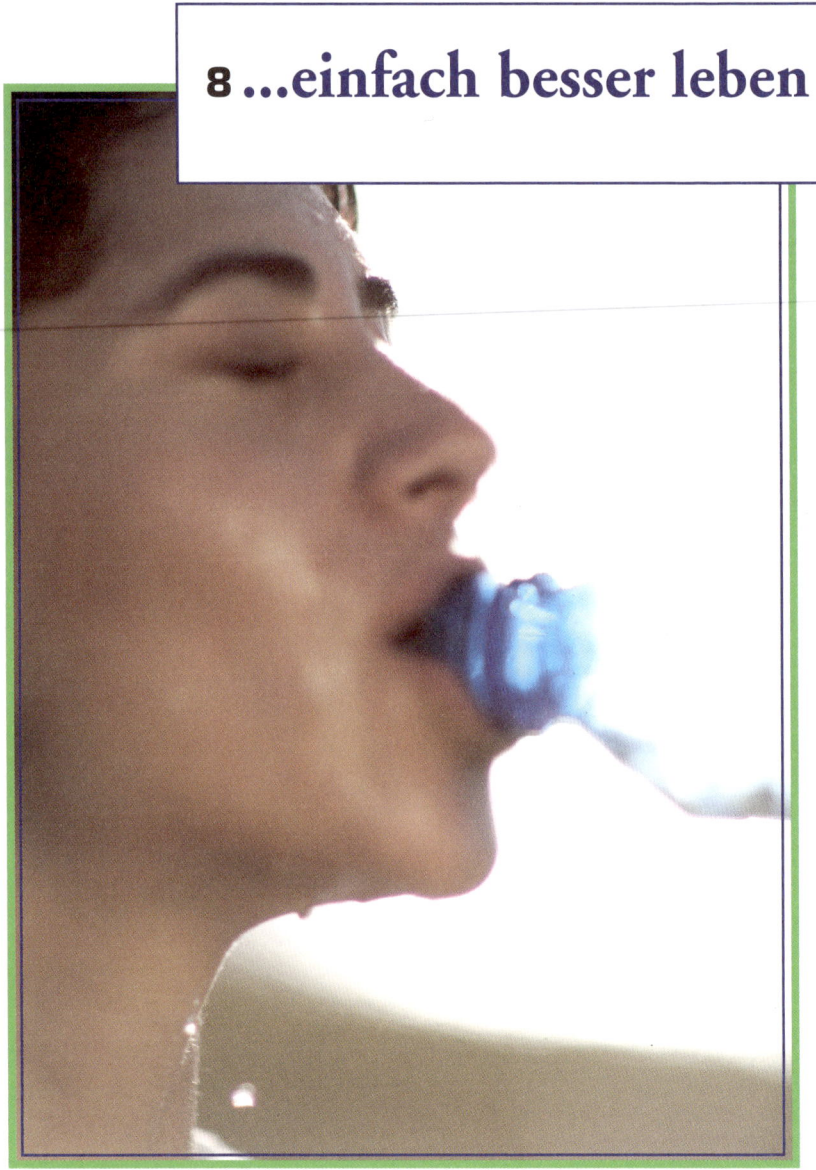

8 Neun Gesundheits-Tipps

1. Trinken Sie Wasser

Trinken Sie täglich mindestens zwei bis drei Liter Wasser, am besten ohne oder mit wenig Kohlensäure. Kaffee oder limonadenähnliche Getränke zählen hier nicht. Sollte Ihnen Wasser in seiner reinen Form nicht schmecken, so mischen Sie es doch mit etwas Apfel- oder Orangensaft. Sie müssen diese Menge nicht von heute auf morgen bewältigen. Steigern Sie einfach im Laufe der Zeit die Dosis, bis sie Ihnen zur Gewohnheit geworden ist. Stellen Sie sich beispielsweise eine Flasche Wasser in Sicht- und Reichweite, und trinken Sie immer mal wieder einen Schluck. Sie gewöhnen sich sehr schnell daran, und plötzlich finden Sie Wasser richtig gut!

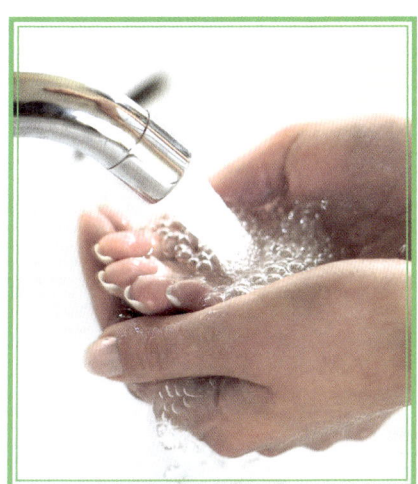

Übrigens hat das Leitungswasser in Deutschland Trinkwasserqualität. Wenn Sie es genau wissen wollen, können Sie für etwa 50 Euro ein Test-Kit erwerben und damit Ihr Leitungswasser genau analysieren. Die Angaben Ihres Wasserwerkes sind nämlich nur bedingt brauchbar, da der Weg des Wassers vom Hausanschluss bis zu Ihrem Wasserhahn nicht mit berücksichtigt wird. So können alte Kupferrohre im Haus das Ergebnis sehr stark verändern. Ein zusätzlicher Wasserfilter macht sich bald bezahlt. Denn Sie sparen sich das teure Mineralwasser aus dem Getränkemarkt. Die derzeit besten Wasserfilter arbeiten mit einem sogenannten Kohleblock-Filter, der etwa alle 6 Monate gewechselt werden sollte.

2. Weniger Zucker

Essen Sie weniger Zucker! Der durchschnittliche Zuckerverbrauch liegt in Deutschland bei ca. 130 Gramm pro Tag. Das sind etwa vier Kilogramm pro Monat – für den Körper einfach zu viel. Die bekannteste Spätfolge eines hohen Zuckerkonsums ist Diabetes. Auch beim Zucker gilt: Langsam reduzieren. Das heißt konkret: Nehmen Sie statt drei Stück – oder drei Löffeln – Zucker im Kaffee oder Tee nur noch zwei. Nach etwa zwei Monaten haben Sie sich daran gewöhnt. Dann gehen Sie das nächste Stück Zucker an usw. Vielleicht denken Sie jetzt, Sie jedenfalls könnten sich niemals an einen Kaffee ohne Zucker gewöhnen. Ich kann ich Ihnen aus eigener Erfahrung berichten, dass es geht! Ich selbst habe vor vielen Jahren meinen Kaffee nur mit drei Löffeln Zucker getrunken. Jetzt trinke ich ihn ohne. Kaffee mit Zucker kann ich mir jetzt gar nicht mehr vorstellen.

Doch es geht nicht nur um den Zucker in der Zuckerdose. Wir nehmen über eine andere Quelle sehr viel Zucker auf. Die meisten industriell verarbeiteten Produkte enthalten Zucker, und das oft in großen Mengen. Achten Sie deshalb auf die Zutatenliste auf dem Etikett: Die Reihenfolge der Zutaten entspricht deren mengenmäßigem Anteil. Steht zum Beispiel Zucker an erster Stelle, so bildet Zucker den größten Bestandteil. So können Sie erkennen, ob die „kleinen Steaks" aus dem Kühlregal oder die Nuss-Nougat-Creme wirklich so gesund sind, wie es Ihnen die Werbung verkaufen will.

> **Tipp:** Es gibt einen neuen Zuckerersatz! Steviosid ist etwa 300-mal süßer als Zucker und dazu wesentlich gesünder. Es ist kalorienfrei, verhindert die Bildung von Zahnbelag und soll sogar bei regelmäßigem Verzehr den Blutdruck senken.
>
> Aktuell befindet sich der neue Süßstoff kurz vor seiner deutschen Zulassung als Nahrungsergänzung. In Asien ist das Produkt schon lange bekannt und hat dort einen Marktanteil von 75 Prozent.
>
> Gewonnen wird der natürliche Süßstoff aus der mittel- und südamerikanischen Stevia-Pflanze. Die Blätter werden einfach getrocknet und zermahlen. Selbst auf deutschen Äckern wächst diese Pflanze hervorragend. Ich behaupte, es ist eine wirkliche Revolution, besonders wenn Süßigkeiten für Kinder mit diesem neuen Zuckerersatz produziert werden.

3. „Schlechtes" und „gutes" Fett unterscheiden

Vermeiden Sie schlechtes Fett. Dazu zählen alle tierischen Fette und die gehärteten pflanzlichen. Verwenden Sie stattdessen die guten Fetten, die sogenannten ungesättigte Fettsäuren. Also lieber Olivenöl verwenden und das Bratfett oder die Butter weglassen.

Unterscheiden lassen sich gesättigte (schlechte) und ungesättigte (gute) Fett-Säuren daran, dass die gesättigten im Kühlschrank fest werden und die ungesättigten flüssig bleiben. Bei den ungesättigten Fettsäuren gibt es noch die mehrfach ungesättigten. Dazu gehört zum Beispiel das Sonnenblumen-, Soja- und Maiskeim-Öl. Mehrfach ungesättigte Fettsäuren sollte man nur in Maßen zu sich nehmen. Wenn Sie eines dieser Öle verwenden möchten, achten Sie bitte darauf, dass es wirklich frisch ist. Denn Sauerstoff liebt die mehrfach ungesättigten Fettsäuren und macht sie schnell ranzig. Im Körper greift das ranzige Fett dann die Zellen an (Freie Radikale) und lässt uns so schneller altern. Außerdem benötigt der Körper viel mehr

Vitamin E, um die mehrfach ungesättigten Fettsäuren vor dem Angriff der Freien Radikale (Sauerstoff) zu schützen. Dieses Vitamin E fehlt dann, wenn wir es nicht zusätzlich einnehmen.

4. Salz in Maßen

Achten Sie, wie beim Zucker, auf Ihren Salzverbrauch. Er ist ebenfalls bei den meisten Menschen viel zu hoch. Unser Körper benötigt nur etwa 200 bis 300 mg Natrium (Salz) pro Tag, unsere Ernährung allerdings enthält meist mehr als das 20fache. Dieses Zuviel an Salz verursacht Störungen im Wasserhaushalt des Körpers, da Salz Wasser bindet. Eine Folge kann der bekannte Bluthochdruck sein. Auch jene, die „Wasser in den Beinen" haben, besitzen meistens zu viel Salz im Körper. Durch dieses Salz wird nämlich Wasser im Körper gebunden. Die oft verwendeten Medikamente „entwässern" nicht den Körper, sondern entsalzen ihn.

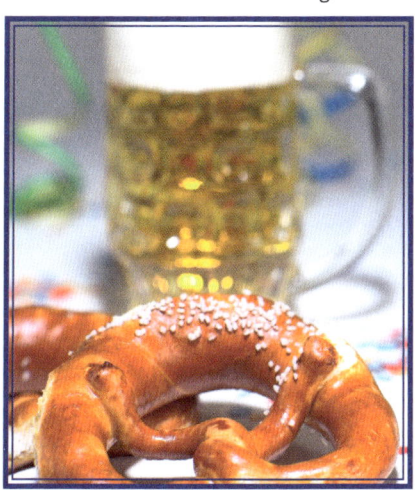

Das meiste Salz nehmen wir über die industriell verarbeiteten Produkte auf, denn dort wird es gerne zur Konservierung verwendet. Dazu gehören auch die beliebten Kräcker oder Brezeln. Zum Salzen der Speisen nehmen Sie am besten Salz, dem Jod zugesetzt wurde.

5. Mehr frisches Obst und Gemüse

Essen Sie mehr Obst und Gemüse, am besten fünf Portionen täglich. Es muss nicht immer frisch vom Markt kommen. Untersuchungen haben ergeben, dass Tiefkühlgemüse und auch Tiefkühlobst oft mehr Vitalstoffe enthält als jenes aus dem Supermarkt. Die Ware sollte langsam – im Kühlschrank – aufgetaut werden. In der Mikrowelle werden die meisten Vitalstoffe zerstört.

Übrigens geht es beim Verzehr von Obst und Gemüse nicht primär um die Vitalstoffe, denn die sind ja nach

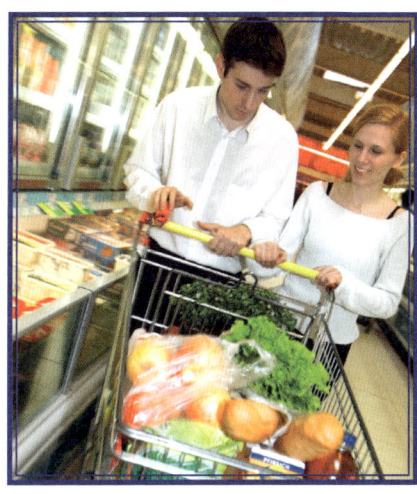

wie vor nicht mehr ausreichend vorhanden. Es geht hauptsächlich um die Aufnahme der vielen tausend verschiedenen sekundären Pflanzenstoffe (Bioflavonoide). Sie leisten nicht nur als solche einen wertvollen Beitrag zu unserer Gesundheit, sondern erhöhen auch die Verwertung von Vitalstoffen um ein Vielfaches. Wer also Vitaminpillen einnimmt, sollte einen Apfel dazu essen!

Eine gute Alternative zu Obst und Gemüse sind Säfte – möglichst mit 100 Prozent Fruchtanteil, ohne Zuckerzusatz – oder die schon erwähnten Frucht-Gläschen von HIPP!

6. Bewegen Sie sich

Suchen Sie sich eine Bewegungsart, die Ihnen Spaß macht. Am besten trainieren Sie mit ein paar Freunden zusammen. So kann man sich immer gegenseitig unterstützen, wenn die Ausreden überhand nehmen. Unser Körper ist nicht fürs Stillsitzen geschaffen. Er braucht die Bewegung – oft weniger, als Sie vielleicht denken. Es geht ja nicht darum, sich zu verausgaben. Eine optimale Fettverbrennung in den Muskeln findet ohnehin nur bei Sauerstoff-Überschuss statt. Wenn Sie dagegen anfangen zu keuchen und nach Luft schnappen, verbrennt Ihr Körper kein Fett, sondern Kohlenhydrate. Mit einem Pulsmesser können Sie z.B. bei Radfahren oder Laufen ständig Ihren Puls beobachten und kontrollieren und sich nur so weit belasten, dass Sie im aeroben Bereich (in dem Fett statt Kohlenhydraten verbrannt wird) bleiben.

Unterstützung können Sie sich natürlich auch von erfahrenen Trainern, in guten Fitness-Centern oder in Seminaren holen. Auch Personal Trainer sind sehr zu empfehlen. Diese betreuen Sie individuell und kommen auf Wunsch auch zu Ihnen nach Hause.

Laufen ist zweifellos eine der am besten geeigneten Sportarten. Beim Laufen wird auch am meisten Fett verbrannt. Wichtig ist allerdings nicht, dass Sie laufen, sondern dass Sie sich überhaupt bewegen. Suchen Sie sich deshalb eine Sportart aus, die Ihnen auch Spaß macht. Nur dann werden Sie dabei bleiben.

Eine gute Alternative zum Laufen ist das Walken. Wer nicht im Freien oder in einem Studio trainieren möchte, kann sich auf dem Heim- oder Cross-Trainer fit halten. Es reicht aus, sich drei- bis viermal pro Woche für ca. 30 Minuten zu bewegen.

Sollten Sie sich für einen Cross-Trainer entschieden haben, stellen Sie Ihr Trainingsgerät nicht in den Keller oder an sonst einen nicht so schönen Ort. Wer schaut sich schon gern graue Wände an? Richten Sie sich eine kleine Trainingsoase ein, in der es Ihnen Spaß macht zu trainieren. Hören Sie dabei Musik oder sehen Sie fern.

Wichtig ist, dass Sie die ersten zwei bis drei Monate durchhalten. Danach möchten Sie nicht mehr auf Ihr Training verzichten. Nur der Anfang ist möglicherweise beschwerlich.

7. Die innere Balance finden

Achten Sie auf die „Balance". Sorgen Sie dafür, dass es in Ihrem Leben genügend Dinge gibt, die Ihnen gut tun, und vermeiden Sie Dinge, die Ihrem Körper schaden. Dazu gehören vor allem das Rauchen und übermäßiger Alkoholkonsum.
Bewegung ist sicherlich auch eine Art Ausgleich zum täglichen Stress. Zu einer guten inneren Balance gehört aber mehr: zum Beispiel Meditation oder Yoga oder auch, einfach mal etwas für sich tun. Legen Sie doch hin und wieder einen Wellness- oder Faulenzer-Tag ein, oder tun Sie, was auch immer Ihnen Freude und Entspannung bereitet.
Die schädlichen Folgen des Rauchens lassen sich natürlich durch zusätzliche Vitalstoffgaben stark vermindern, doch ich meine, der beste Schutz ist, damit aufzuhören. Es gibt genügend Menschen, die sich das Rauchen erfolgreich abgewöhnt haben. Das zeigt: Wer will, kann es auch schaffen. Unterstützung finden Sie innerhalb einer Gruppe oder in einem Seminar.

8. Freude und Glück

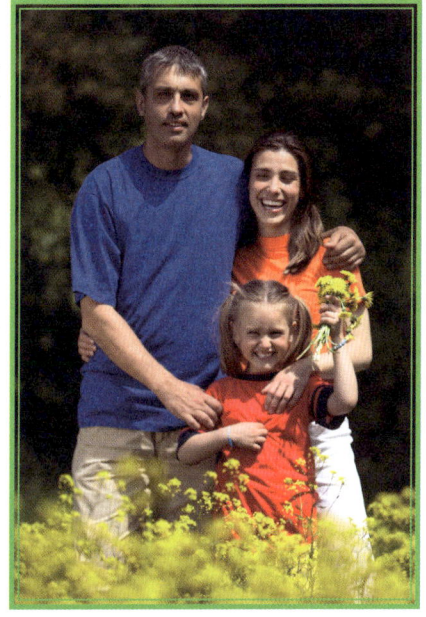

Ärgern Sie sich weniger, und freuen Sie sich öfter. Wer öfter lacht und glücklicher ist, der ist auch gesünder. Ärger und Frust hingegen kosten uns viel Lebensenergie und machen unser Immunsystem schlapp.

Zwei Tipps für des Alltag. Erstens: Machen Sie sich klar, dass Sie nicht immer Einfluss darauf haben, was Ihnen geschieht. Sie haben jedoch immer Einfluss darauf, wie Sie darauf reagieren. Wenn Sie etwas wirklich nicht ändern können, dann nehmen Sie es als gegeben hin (z.B. den Stau, die Schlange an der Kasse, den verschüttete Kaffee usw.).
Zweitens: Sollten Sie sich trotzdem wieder einmal ärgern, dann tun Sie so, als würden Sie lächeln. Ziehen Sie dabei die Mundwinkel ganz nach oben, und halten Sie die Stellung mindestens eine Minute lang. Danach geht es Ihnen besser. Warum? Weil Ihre Gesichtsmuskeln Ihrem Gehirn sagen: „Ich freue mich, denn ich lache." Dadurch produziert

das Gehirn genau die Hormone, die Sie benötigen, um sich glücklich zu fühlen. Möglicherweise kommen Sie sich ziemlich albern dabei vor, vielleicht müssen Sie gerade deshalb anfangen zu lachen! Auf alle Fälle ist Ihr Ärger nicht mehr so groß. Sie sollten es ausprobieren.

9. Zusätzliche Vitalstoffe

Ergänzen Sie Ihre Nahrung mit zusätzlichen Vitalstoffen. Ihr Körper wird es Ihnen mit einem neuen Lebensgefühl und Gesundheit danken!

Unterstützung holen

Wenn Sie all diese Punkte nicht allein (zumindest am Anfang) angehen wollen, lassen Sie sich von einem guten Coach in Ihrer Nähe unterstützen. So macht es mehr Freude, und Sie halten länger durch. Außerdem haben Sie jemanden, der auf Ihre Fragen eingeht. Für ein einfaches Fitnessprogramm reicht ein gutes Fitness-Center völlig aus. Wenn sich Ihr Interesse allerdings auf mehrere Bereiche ausdehnt, also von Fitness über Ernährung bis hin zu Meditation, sollte es schon ein guter Coach sein. Er hilft Ihnen auch, all das Wissen in Ihren Alltag zu integrieren.

8 Neun Gesundheits-Tipps

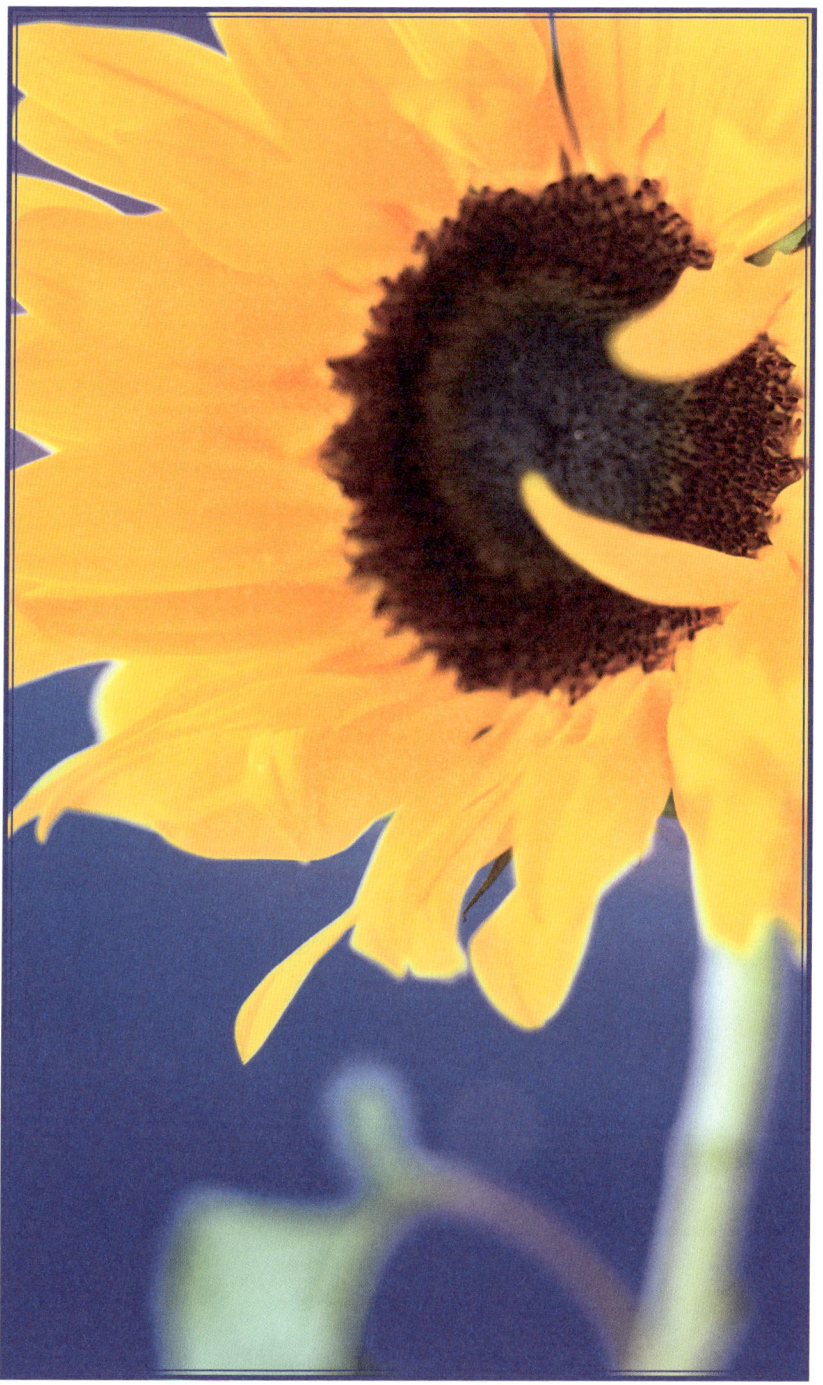

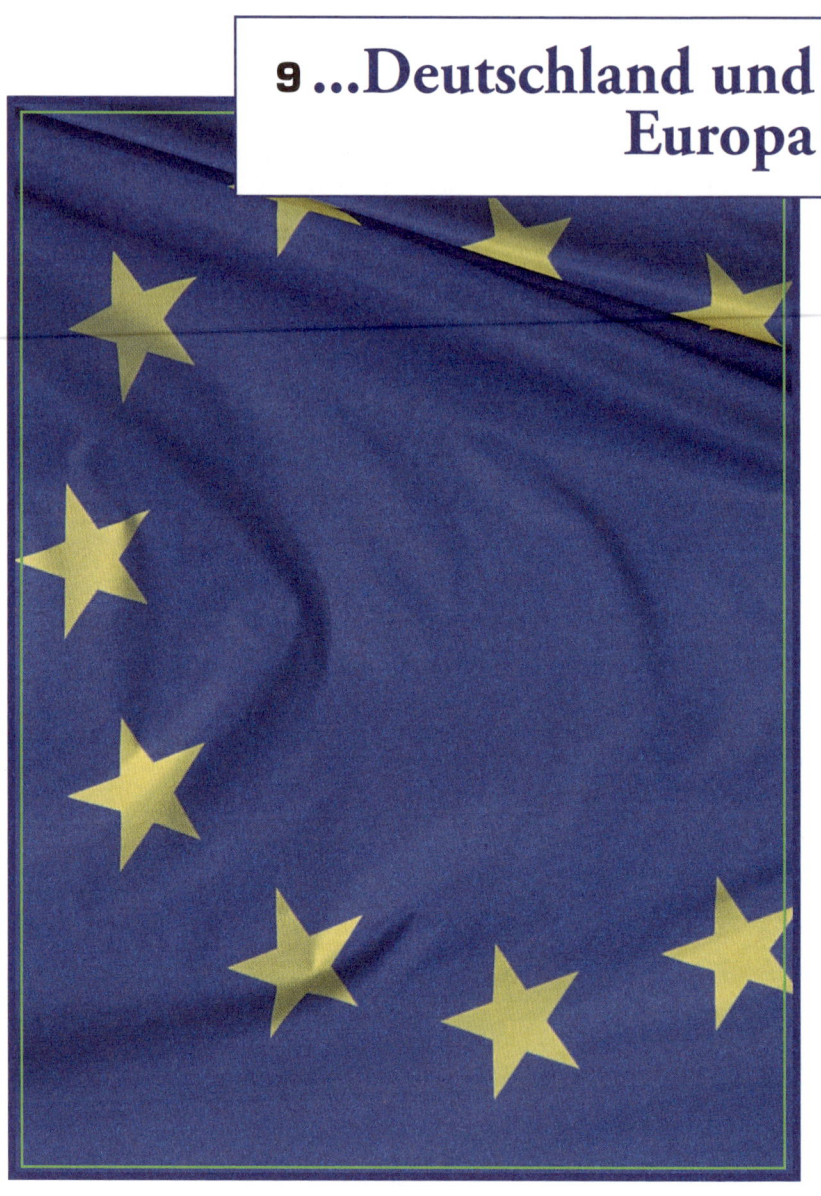

9 ...Deutschland und Europa

9 Vitalstoff-Produkte

9.1 Entwicklungsland Deutschland

Deutschland ist in Bezug auf Vitalstoffe noch ein absolutes Entwicklungsland, sowohl bei der Umsetzung von Forschungsergebnissen als auch bei der Produktauswahl.
Produkte, die Sie im freien Handel kaufen können, sind viel zu niedrig dosiert, um wirklich die gewünschte Wirkung zu erzielen. Höher dosierte Vitalstoffe sind in Deutschland nur in der Apotheke erhältlich, weil sie hierzulande zu den Arzneimitteln zählen. Enthält zum Beispiel eine Vitamin-C-Kapsel mehr als 300 mg Vitamin C, so handelt es sich um ein – entsprechend teureres – apothekenpflichtiges Arzneimittel.
So zahlen Sie für die gleichen Vitalstoffe bis zu 1000 Prozent mehr als in anderen Ländern.
In den Niederlanden, Spanien, Großbritannien und den USA beispielsweise können Sie hochdosierte Vitalstoffpräparate fast an jeder Ecke zu vernünftigen Preisen kaufen. Niemand käme dort auf die Idee, Vitalstoffe als Arzneimittel zu deklarieren, denn es sind schlicht und einfach Nahrungsergänzungsmittel. Vielleicht müssen wir unser Wasser ja auch eines Tages in der Apotheke kaufen, weil es plötzlich zu einem Arzneimittel mutiert ist?

EU-Import ist erlaubt

Innerhalb der EU können Sie sich für den Eigenbedarf frei erhältliche Produkte aus dem Ausland bestellen. Sobald diese Produkte allerdings die Grenze überschreiten, mutieren sie von Nahrungsergänzungsmitteln zu „ausländischen Arzneimitteln ohne deutsche Zulassung". Diese Zulassung würde jeweils etwa 2,5 bis 5 Millionen Euro kosten. Verständlich, dass sich dazu niemand bereit erklärt, zumal diese Zulassung produktbezogen ist. Das heißt, dass ein anderes Unternehmen ein bereits zugelassenes Produkt ebenfalls vertreiben kann, ohne selbst noch einmal die hohen Zulassungskosten tragen zu müssen. Der Erste ist hier eben der Dumme. Klar, dass sich kein Dummer findet! Anders als bei pharmazeutischen Produkten handelt es sich hier nämlich um Naturprodukte, die gar nicht patentiert werden können.

Zwei Möglichkeiten

Wenn Sie Vitalstoff-Produkte innerhalb der EU kaufen möchten, haben Sie zwei Möglichkeiten.
Erstens: Sie können in der Apotheke bestellen. Dazu müssen Sie jedoch dem Apotheker genau erklären, welches Produkt von welcher

Firma sie möchten. Erst dann kann er das Produkt für Sie ordern. Die Produkte und deren Hersteller sind nämlich nicht in den Computern der Apotheken gelistet, da es sich ja um nicht zugelassene ausländische Arzneimittel handelt. Diese dürfen in Deutschland auch nicht gelagert, sondern nur bei Einzelanfragen bestellt werden. Genau genommen macht sich der Apotheker sogar strafbar, wenn er Ihnen zum Beispiel ein hochdosiertes Vitamin-C-Produkt bestellt, es entgegennimmt und Ihnen weiterverkauft. Er handelt dann mit in Deutschland nicht zugelassenen ausländischen Arzneimitteln. Dass Sie in jeder Drogerie Ascorbinsäure, also Vitamin C in Pulverform, erhalten und die ganze Packung auf einmal einnehmen könnten, interessiert hier nicht. Sobald die Ascorbinsäure in Tablettenform gepresst ist, sieht alles ganz anders aus. Ein absolut irrsinniger Zustand.

9.2 Welches Produkt ist nun gut?

Um eines gleich klarzustellen: Produkte aus deutschen Supermärkten oder von Discountern lassen Sie am besten im Regal! Diese Produkte sind zum einen so niedrig dosiert, dass sie zur wirklichen Gesundheitsvorsorge nicht taugen, und zum anderen sind die verwendeten Wirkstoffe meist auch billig. Es handelt sich um Verbindungen, die vom Körper nicht so gut – teilweise auch gar nicht – verwertet werden können. Hinzu kommen absolut unsinnige Zusatzstoffe.

Wie in anderen Bereichen auch gibt es bei orthomolekularen Produkten Firmen, die seit Jahren Marktführer auf diesem Gebiet sind. Hier erhalten Sie eine sehr gute Qualität. Diese Firmen beliefern auch Orthomolekular-Mediziner. Achten Sie generell darauf, dass die Produkte hypoallergen und frei von Zusatzstoffen sind – also ohne Zucker, Süßstoffe, Salz, Hefe, Konservierungsmittel, synthetische Aroma-, Farb- und Geschmacksstoffe. Bei Produkten der Marktführer sind diese Kriterien erfüllt.

Zu einem guten Produkt gehört nicht nur der Verzicht auf Zusatzstoffe, sondern auch die Verwendung guter Rohstoffe. Diese sind bei orthomolekularen Produkten weitaus besser und qualitativ hochwertiger als bei Billigprodukten oder deutschen Brausetabletten – ganz abgesehen von der Dosierung.
Mineralien werden vom Körper wesentlich besser aufgenommen, wenn sie an eine Aminosäure gebunden sind. Dies wird oft als „organisch gebunden" beschrieben. Außerdem treten weniger Wechselwirkungen zwischen einzelnen Vitalstoffen auf. Wenn Sie zum Beispiel Selen in reiner Form (Selenit) zusammen mit Vitamin C ein-

nehmen, gehen diese beiden Stoffe eine Verbindung ein und verlassen ohne Wirkung wieder den Körper. Bei Selen, das an eine Aminosäure gebunden ist, passiert das nicht. Dieses Selen heißt zum Beispiel „Selenomethionin". Hier ist das Selen an die Aminosäure Methionin organisch gebunden. Die Aminosäure legt sich praktisch wie ein Schutzfilm um das Selen, das dann vom Körper aufgenommen werden kann.

Was nutzt Ihnen also ein billiges Produkt, wenn Sie von dem Inhaltsstoff nichts oder nur sehr wenig aufnehmen?

Es gibt auch verschiedene chemische Zusammensetzungen. Kalzium zum Beispiel gibt es als Kalzium-Phosphat, -Karbonat und -Citrat. Phosphat ist auf keinen Fall zu empfehlen. Wir haben schon viel zu viele Phosphate in unserem Körper.

Eine der besten chemischen Verbindungen ist das Kalzium-Citrat. Es wird vom Körper sehr gut aufgenommen, und das Citrat bindet überschüssige Säure im Körper und wirkt so positiv auf unseren Säure-Basen-Haushalt. Das gilt natürlich für alle Citrat-Verbindungen wie zum Beispiel das Magnesium-Citrat.

9.2.1 Synthetisch oder natürlich?

Oft wird darüber diskutiert, ob natürliche Verbindungen den synthetischen vorzuziehen seien. Generell lässt sich sagen, dass es bis auf wenige Ausnahmen keine Rolle spielt. Wenn die chemische Struktur stimmt, ist es dem Körper egal, ob der Stoff natürlich entstanden oder synthetisch hergestellt wurde. Es gibt jedoch auch Ausnahmen, z.B. das Vitamin E. Man sollte immer das natürliche d-Alpha-Tocopherol verwenden, da die Wirkung um das Dreifache höher ist als bei dem synthetischen Wirkstoff (dl-Alpha-Tocopherol). Bei Beta-Karotin ist ebenfalls immer die natürliche Form zu bevorzugen.

> Raucher sollten auf die separate Einnahme von Beta-Karotin vorerst verzichten. Studien zeigen, dass sich durch die Einnahme bei Rauchern das Krebsrisiko erhöht. Solange es nicht wirklich bewiesen ist, sollten Raucher darauf verzichten und stattdessen mehr Obst und Gemüse essen.

Wenn davon gesprochen wird, dass synthetische Wirkstoffe nicht so gut wirken wie die natürlichen, wird meist ein Faktor verschwiegen. Der Vergleich zwischen „synthetisch" und „natürlich", der oft in der Presse zu finden ist, ist in Wirklichkeit das bekannte Vergleichen von Äpfeln mit Birnen. Natürlich wirkt Vitamin C in seiner natürlichen Umgebung, etwa im Apfel, besser als synthetische Vitamin C, das allein eingenommen wird. Dies liegt aber nur daran, dass Vitamine zusammen mit den sekundären Pflanzenstoffen wesentlich besser aufgenommen werden. Könnte man das Vitamin C im Apfel isolieren und als separaten Wirkstoff verwenden, so würde es genauso aufgenommen wie synthetisches Vitamin C. Umgekehrt erhöht sich die Aufnahme um ein Vielfaches, wenn wir synthetisches Vitamin C einnehmen und dazu einen Apfel essen.

9.2.2 Die Basis ist Multi

Sehr viele Vitalstoffe arbeiten eng zusammen und sind teilweise sogar von einander abhängig. Deshalb sollte immer ein gutes Multi-Produkt die Basis bei der Versorgung mit Vitalstoffen bilden.

Dabei ist nicht nur auf die Qualität der Inhaltsstoffe zu achten, sondern auch auf ein ausgewogenes Verhältnis der Vitalstoffe zueinander. Diese Bedingungen sind für den „normalen" Verbraucher nicht leicht zu kontrollieren. Deshalb verlässt man sich besser auf die guten Präparate der Marktführer.

> Männer sollten darauf achten, dass das Multi-Präparat nicht zu viel Eisen enthält. Mehr als 5–10 mg sollten es nicht sein. Ein wirklicher Eisenmangel wird besser gezielt mit einem Einzelpräparat ausgeglichen. Für Männer gibt auch spezielle Multi-Produkte, die gar kein Eisen enthalten.

Ein Multi-Produkt allein reicht oft nicht aus, es sollte dann durch einzelne zusätzliche Vitalstoffe ergänzt werden. Sinnvoll ist die Ergänzung durch Vitamin C, Vitamin E, Coenzym Q_{10}, Selen, Kalzium und Magnesium. Diese sind aus rein technischen Gründen in den Multi-Produkten in zu geringen Dosen enthalten. Würde man nämlich alle Vitalstoffe in der nötigen Dosis in Tablettenform pressen, könnte niemand mehr diese Tablette schlucken. Deshalb müssen einige Vitalstoffe zusätzlich zu einem Multi-Produkt genommen werden. Dazu kommt noch der Bedarfs-Faktor. Das bedeutet, dass verschiedene Menschen auch einen unterschiedlichen Bedarf an verschiedenen Vitalstoffen Bedarf haben, sei es aufgrund von Stress, durch das Rauchen oder wegen einer Krankheit. Dann können Einzelpräparate gezielt eingesetzt werden – allerdings immer mit einem Multi-Produkt als Basis!

Auch B-Vitamine können zusätzlich eingenommen werden. Verwenden Sie bitte einen B-Komplex, weil B-Vitamine sehr stark zusammenarbeiten. B-Komplex bedeutet, dass alle B-Vitamine in einem Verbund in einer Tablette vorhanden sind. Am besten wählt man ein Präparat, welches die B-Vitamine verzögert abgibt. So kann Ihr Körper am meisten von den Vitaminen aufnehmen. Häufig sind diese Präparate mit „SR" oder „VR" gekennzeichnet.

Achten Sie auf die Menge in Ihrem Multi-Produkt, und ergänzen Sie es sinnvoll mit einem B-Komplex. Bei bestimmten Mangelerscheinungen oder zum gezielten Ausgleich können Einzelpräparate verwendet werden.

Wer zum Beispiel die Folgen einer alkoholreichen Nacht mindern möchte, sollte zusätzliche Vitamin B_1, Cholin und Magnesium aufnehmen.

Bewusster Umgang

Wie bei vielen anderen Dingen im Leben kommt es bei den Vitalstoffen darauf an, bewusst damit umzugehen.

Wenn Sie verschiedene Produkte über den Tag kombinieren, dann achten Sie auf die sich ergebende Gesamtmenge. Wer also ein Multi-Produkt mit 200 µg Folsäure und einen B-Komplex mit 400 µg Folsäure kombiniert, benötigt nicht unbedingt ein zusätzliches Folsäureprodukt.

Zwar sind Überdosierungen sehr unwahrscheinlich, doch Sie sollten bewusst mit den Vitalstoffen umgehen und wissen, wie viel Sie wovon pro Tag einnehmen.

Wie mit allem im Leben, mag Ihnen das zu Beginn etwas umständlich vorkommen, doch nach einiger Zeit ist es für Sie zur Routine geworden. Sie werden merken, wie gut Sie sich fühlen, und Ihr Körper wird täglich nach seiner zusätzlichen Portion Vitalstoffe verlangen.

9.3 Die „richtige" Tagesdosis

Ich habe bereits darauf hingewiesen (Seite 36 f.), dass sich eine genaue und vor allem allgemeingültige Tagesdosierung für jeden Menschen nicht festlegen lässt. Die Ernährungsweise, die Lebensumstände, der Tagesablauf und die damit verbundenen unterschiedlichen Anforderungen sind bei jedem Menschen verschieden.

Um Ihnen jedoch einen Anhaltspunkt zu geben, haben ich eine Liste zusammengestellt. Besonders berücksichtigt habe ich dabei die Empfehlungen von Pauling, Williams, Werbach, Leibovitz und Allen.
Damit Sie diese Werte mit den Empfehlungen der DGE vergleichen können, finden Sie auch eine Tabelle mit deren Werten. Mein Tipp: Verwenden Sie die Werte der DGE als Untergrenze!
Am Beispiel Vitamin C kann man gut erkennen, wie unterschiedlich die Meinungen sind. So nahm Prof. Linus Pauling bis zu 18.000 mg pro Tag ein. Die DGE empfiehlt 100 mg.
Allerdings berichtet selbst die DGE, dass die tägliche Einnahme von 10.000 mg Vitamin C unbedenklich und sicher ist.

Vitalstoff	Menge	Einheit
Vitamin A	2.300	µg
Vitamin B_1	100	mg
Vitamin B_2	200	mg
Vitamin B_3	450	mg
Vitamin B_5 (Pantothensäure)	500	mg
Vitamin B_6	200	mg
Vitamin B_9 (Folsäure)	1.000	µg
Vitamin B_{12}	500	µg
Vitamin C	1.000–10.000	mg
Vitamin D	10	µg
Vitamin E	800	mg
Vitamin K*	200	µg
Biotin	300	µg
Beta-Carotin	20	mg
Coenzym Q_{10}*	60–100	mg
Magnesium[1]	400	mg
Kalzium	1.500	mg
Eisen	8–30	mg
Zink	25	mg
Selen	200	µg
Chrom	200	µg
Mangan	15	mg
Kupfer	5	mg
Jod	500	µg
Bioflavonoide*	min. 800	mg
L-Carnitin*	1.000	mg
Omega 3*	1.000–1.500	mg

[1] Bei „Belastung" auch 400–700 mg
* Hier gibt es keine Obergrenzen, sondern nur Einnahme-Empfehlungen

Die Werte in der Tabelle beziehen sich auf den oberen, sicheren Bereich für die tägliche zusätzliche und dauerhafte Einnahme von Vitalstoffen. Im Krankheitsfall können die Werte weit über den angegebenen Richtwerten liegen.
Die angegebene Dosierung der fettlöslichen Vitamine A und D sollten ohne vorherige Konsultation eines Arztes nicht überschritten werden!

Die Empfehlungen der DGE

Empfehlungen der DGE zur täglichen Nährstoffzufuhr für gesunde männliche Erwachsene im Alter von 25 bis 51 Jahren.

Vitalstoff	Männer	Frauen	Einheit
Vitamin A	1.000	800	µg
Vitamin B_1	1,2	1,0	mg
Vitamin B_2	1,4	1,2	mg
Vitamin B_3	16	13	mg
Vitamin B_5	6	6	mg
Vitamin B_6	1,5	1,2	mg
Folsäure (B_9)	400	400	µg
Vitamin B_{12}	3	3	µg
Biotin	30–60	30–60	µg
Vitamin C	100	100	mg
Vitamin D	5	5	µg
Vitamin E	14	12	mg
Vitamin K	70	60	µg
Beta-Carotin	2–4	2–4	mg
Magnesium	350	300	mg
Kalzium	1.000	1.000	mg
Eisen	10	15	mg
Zink	10	7	mg
Selen	30–70	30–70	µg
Chrom	30–100	30–100	µg
Mangan	2–5	2–5	mg
Kupfer	1–1,5	1–1,5	mg
Jod	200	200	µg

Wer sich langfristig eine gute Gesundheit sichern möchte, sollte die DGE-Werte als Untergrenze nehmen.

Teurer Urin

Ein Vorurteil über hochdosierte Vitalstoffe ist, dass durch die Einnahme solcher Produkte teurer Urin produziert wird. Das ist so weit auch richtig. Natürlich ist der Urin eines Menschen, der zusätzlich Vitalstoffe einnimmt, „teurer" als der von einer Person, die das nicht tut. Allerdings sind es auch oft die Menschen mit dem „billigen" Urin, die schlapp auf dem Sofa hängen, jede Erkältung mitnehmen und im Alter eine der berühmten Volkskrankheiten bekommen. Sie haben also die Wahl.

Die Behauptung, als Ergänzung eingenommene Vitalstoffe würden ohne jegliche Wirkung komplett den Körper über den Urin wieder verlassen, ist nicht nur falsch, sondern meiner Meinung nach auch unverantwortlich und gehört wahrscheinlich in die Kategorie „Pharma-Geschichten". Sie zeigt aber auch, wie widersprüchlich die Aussagen der sogenannten Fachleute sind. Zum einen sind hochdosierte Vitalstoffe angeblich schädlich, und es wird davor gewarnt, und zum anderen verlassen sie angeblich ohne jegliche Wirkung den Körper über den Urin. Was denn nun?

10 ...Vitamine & Co.

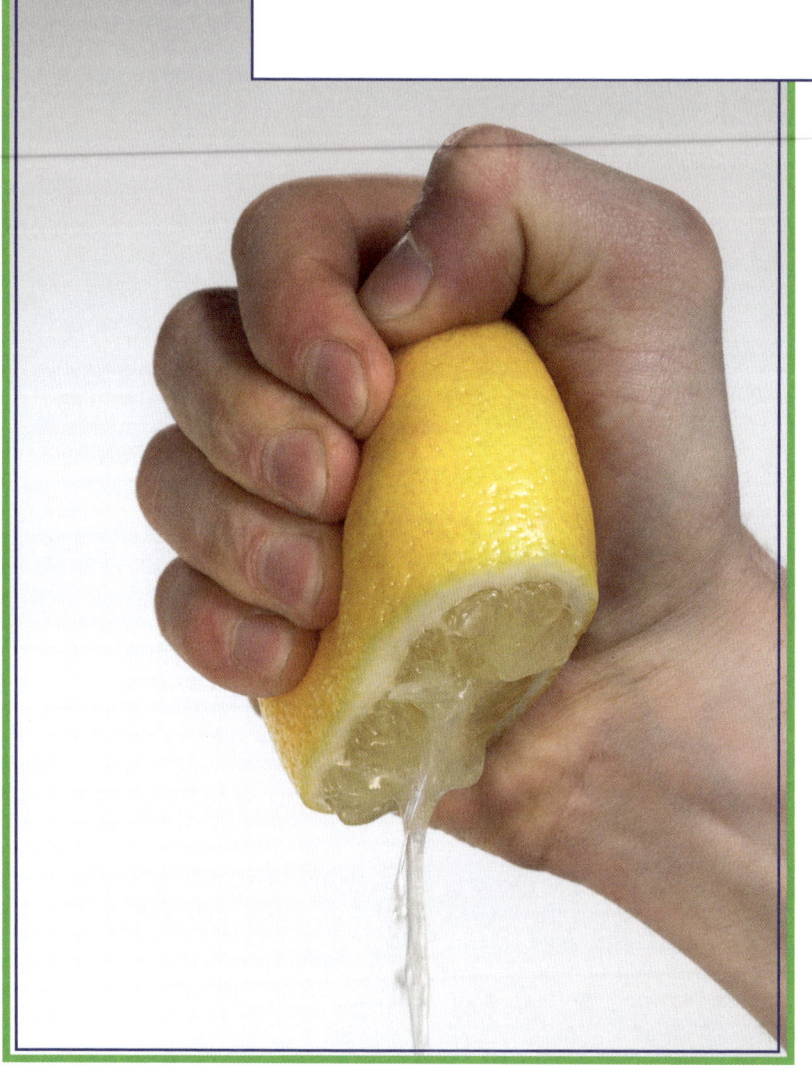

10 Aufgaben der Vitalstoffe

Im diesem Kapitel möchte ich Ihnen einige Vitalstoffe näher vorstellen, damit Sie sich ein Bild von ihren Wirkungen, ihrer Bedeutung für die Gesundheit und ihren Einsatzgebieten machen können. Ich führe mit an, wodurch ein höherer Bedarf an einzelnen Vitalstoffen zustande kommen kann. Natürlich haben wir durch die heutige Lebens- und Ernährungsweie einen höhreren Bedarf an sämtlichen Vitalstoffen. Den setze ich aber voraus. Es geht mir hier nur um besondere Fälle.

Wenn Sie sich noch intensiver mit diesem Thema beschäftigen möchten, empfehle ich Ihnen Fachliteratur. Es gibt noch weitaus mehr über die einzelnen Vitalstoffe zu berichten – Sie können gespannt sein.
Beachten Sie bitte, dass die hier aufgeführten Beispiele nicht als therapeutische Hinweise oder zur Therapie dienen und auf gar keinen Fall einen Arztbesuch ersetzen.

10.1 Die Vitamine

10.1.1 Vitamin C

Vitamin C ist in rund 15.000 Stoffwechselabläufen aktiv. Als wichtiges Antioxidanz bekämpft es Freie Radikale. Ohne Vitamin C sähe unser Immunsystem „ganz schön alt" aus.
Vitamin C ist sozusagen das Hauptvitamin! Wohl auch, weil Tiere und Pflanzen es leicht aus Fruchtzucker gewinnen können.
Bis vor etwa sechs Millionen Jahren konnten unsere Vorgänger Vitamin C auch noch selbst im Körper durch das Enzym Gulonolacton-Oxydase herstellen. Durch eine Mutation ging diese Fähigkeit verloren. Vielleicht, weil täglich über die frische Nahrung so viel Vitamin C aufgenommen wurde, dass eine eigene Herstellung nicht mehr nötig war. Der Steinzeitmensch nahm durch seine Ernährung etwa 40-mal mehr Vitamin C zu sich als der Mensch heute. Und wenn unser Körper die Möglichkeit hat, einen Stoffwechselschritt einzustellen, dann tut er das, denn jeder Schritt kostet Energie.
Womit die Natur allerdings nicht gerechnet hatte, ist unsere heutige nährstoffarme Ernährung. Und leider kann eine einmal verlorene Fähigkeit des Stoffwechsels nicht mehr wiedergewonnen werden.
Noch heute stellen alle Pflanzen und Tiere – bis auf Mensch, Affe, Meerschweinchen sowie ein paar Exoten – das benötigte Vitamin C aus Fruchtzucker selbst her.

Aufgaben und Anwendungen

Antioxydanz
Als Antioxydanz ist Vitamin C in allen Zellen und Körperflüssigkeiten wirksam. Es schützt aktiv alle Zellen, Organe, Eiweißbausteine und andere Vitamine vor Freien Radikalen.

Krebsprävention
Durch seine starke antioxydative Wirkung spielt Vitamin C mit eine wichtige Rolle im Schutz vor Krebs. Außerdem ist es an der Produktion eines natürlichen körpereigenen Stoffes beteiligt, der die Verbreitung von Krebszellen erschwert. Vitamin C wird auch sehr erfolgreich in der Krebstherapie eingesetzt.

> **Studie:** 1996 stellten Forscher in der Iowa-Frauen-Studie mit 34.000 Frauen fest, dass 500 mg Vitamin C das Brustkrebsrisiko um 21 Prozent gegenüber Frauen ohne zusätzliche Aufnahme von Vitamin C senkt.

Entgiftung
Vitamin C stimuliert das Enzymsystem der Leber. Dadurch werden toxische Umweltgifte wie z.B. Schwermetalle und Medikamente ausgeschieden. Das Blut wird entgiftet, und die Umwandlung von Nitraten in die krebserregenden Nitrosamine wird verhindert.

Cholesterin
Auch zum Thema Cholesterin hat Vitamin C eine Antwort. Ist nämlich zu wenig Vitamin C vorhanden, erhöht sich der Cholesterinwert. Ausreichend Vitamin C kann so vor überhöhten Cholesterinwerten schützen.

Eisenaufnahme
Vitamin C fördert erheblich die Resorption – die Aufnahme über den Darm – von Eisen aus der Nahrung und aus Eisenpräparaten. Somit lässt sich ein leichter Eisenmangel bereits durch die Einnahme von Vitamin C erfolgreich ausgleichen.

Allergien
Vitamin C reguliert den Histaminspiegel. Der Botenstoff Histamin wird bei allergischen Reaktionen, wie zum Beispiel bei Heuschnupfen, freigesetzt. Medikamente, sogenannte Antihistaminika, können das Histamin hemmen, allerdings mit unangenehmen Nebenwirkungen. Vitamin C reguliert die Ausschüttung von Histamin und beschleunigt

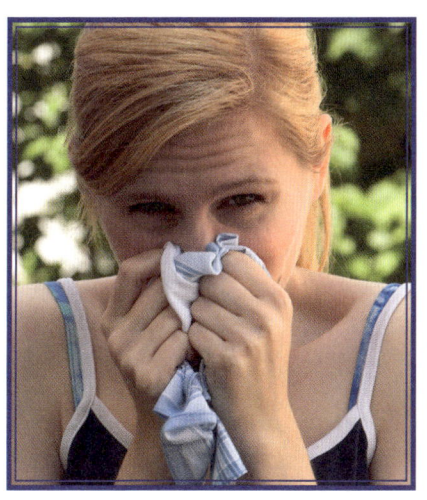

den Abbau des Botenstoffes – frei von Nebenwirkungen! Vitamin C kann bei allen Allergien eingesetzt werden.

Kollagenbildung kontra Cellulite

Wenn es an Vitamin C mangelt, entsteht schwaches Bindegewebe in Haut, Gelenken, Muskeln, Knochen und Geweben. Vitamin C ist ein unentbehrliches Co-Enzym (Schlüssel) für die Synthese (Herstellung) von Kollagen. Dazu werden noch die Aminosäuren Lysin und Prolin benötigt. Vitamin C bindet sozusagen die Aminosäure-Fasern zu Bindegewebe zusammen. Die Kombination dieser Stoffe ist neben sportlicher Betätigungen die einzig wirklich sinnvolle Maßnahme gegen Cellulite. Die teure Creme können Sie sich sparen.

Fettumwandlung

Zusammen mit Niacin (Vitamin B_3) und Vitamin B_{12} ist Vitamin C notwendig für die Produktion der Aminosäure Carnitin. Carnitin transportiert das Fett in die Mitochondrien, die „Verbrennungsöfen" der Zellen. Dort wird aus den Fetten Energie gewonnen. Es gilt: zu wenig Vitamin C = zu wenig Carnitin = schlechte Fettverbrennung! Carnitin gibt es auch als eigenständiges Produkt, doch entgegen den Aussagen der Werbung ist Carnitin keine „Wunderwaffe" gegen Fett! Es unterstützt hervorragend die Fettverwertung, am besten, wenn man gleichzeitig noch Sport treibt. Wird es etwa eine halbe Stunde vor dem Sport eingenommen, ist die Wirkung am größten. Aber einfach nur eine Pille schlucken und von allein abnehmen – das gibt es nicht!

Arteriosklerose

In hoher Dosierung kann Vitamin C das Verklumpen von Blutplättchen vermindern und so die Gefahr von Blutgerinnseln reduzieren; es hilft, die Wände der Blutgefäße zu stärken. Vitamin C beugt so der Verkalkung von Herz-, Hirn- und Blutgefäßen vor.

Abwehrkräfte

Vitamin C stimuliert die Produktion von weißen Blutkörperchen und erhöht deren Fähigkeit, Viren und Bakterien zu zerstören. Auch erhöht es ab einer Menge von 1 Gramm leicht die Körpertemperatur, wodurch die Funktion der weißen Blutkörperchen angeregt wird. Es ist die Nummer eins unter den wasserlösliche Vitaminen für unser Immunsystem!

> **Tipp bei Erkältungen**
> Nehmen Sie mindestens 6-mal 1.000 mg Vitamin C im Abstand von je einer Stunde!
> Bei den ersten Anzeichen einer Erkältung sollte sofort für die nächsten 6 Stunden mit der Zufuhr von 1 g Vitamin C je Stunde begonnen werden. Weniger ist nicht wirksam!
> Eine Studie aus dem Jahr 2000 bestätigt dies: 263 Studenten erhielten nach den ersten Symptomen einer Erkältung stündlich 1.000 mg Vitamin C, danach 3-mal täglich 1.000 mg. Die Symptome nahmen um 85 % ab im Vergleich zu einer Gruppe, der nur einmal täglich 1.000 mg verabreicht wurden.
> In Studien, in denen weniger Vitamin C gegeben wurde, dauerten die Symptome länger an. In allen war jedoch die Dauer der Erkältung durch Vitamin C verkürzt worden.
> Auch hier gilt: Unser Immunsystem benötigt nicht nur Vitamin C, dieses wirkt besser auf der Basis eines Multiprodukts.

Rauchen und Alkohol

Rauchen erhöht den Abbau von Vitamin C um ca. 40 mg pro Zigarette. Raucher brauchen also mehr Vitamin C. Sie erinnern sich, dass Vitamin C vor Krebs schützt? Somit wird klar, warum Raucher so oft an Krebs erkranken und sterben.

Wer nur 15 Zigaretten pro Tag raucht, müsste alleine aus diesem Grund mindestens 600 mg Vitamin C zusätzlich einnehmen. Doch leider erreichen noch nicht einmal die Hälfte aller Deutschen die von der DGE empfohlenen 100 mg pro Tag.

Bei Alkoholkonsum kann Vitamin C die Leber vor Schäden und Fetteinlagerungen schützen. Das bedeutet aber keine Einladung zum Alkoholmissbrauch.

Sehstörungen

Die Tränenflüssigkeit enthält etwa 50-mal so viel Vitamin C wie das Blut. Bei jedem Wimpernschlag fängt die Tränenflüssigkeit Freie Radikale auf der Linse ein. In der Linse ist die Konzentration sogar noch höher als in der Tränenflüssigkeit. Wenn Freie Radikale die Linse schädigen, wird sie trüb und lichtundurchlässig. Dann wird meistens operiert. 20 Prozent der über 65-Jährigen und 50 Prozent der über 75-Jährigen leiden unter einer Linsentrübung.

> **Studie:**
> Bei einer zusätzlichen Einnahme von Vitamin C über einen Zeitraum von 10 Jahren verringerte sich die Anzahl der Personen mit Linsentrübung um 83 % gegenüber jenen, die kein zusätzliches Vitamin C einnahmen.

Weitere Anwendungen
Weitere Einsatzgebiete von Vitamin C sind die Wundheilung und die beschleunigte Heilung bei Brüchen, die Ausscheidung von Schwermetallen, der heilende Effekt bei psychischen Störungen wie Schizophrenie, Depression oder manisch-depressiven Störungen, die Verringerung von Zahnfleischentzündungen und -blutungen, die Verminderung von Asthmaanfällen. In Verbindung mit den B-Vitaminen dient es als Waffe gegen das chronische Müdigkeitssyndrom, Energielosigkeit, Gereiztheit, Abgeschlagenheit, Depressionen, schlechte Fettverbrennung und Konzentrationsschwäche.

Verlängertes Leben
11.000 US-Amerikaner nahmen an einer Langzeitstudie zur Verlängerung der Lebenserwartung durch Vitamin C teil. Das Ergebnis: Täglich 800 mg Vitamin C erhöht die Lebenserwartung um fünf Jahre gegenüber einer zusätzlichen Einnahme von nur 50 mg.

> **Im Krankheitsfall erhöht sich der Vitalstoffbedarf erheblich – bei Vitamin C bis auf das 30fache!**

Aufnahme im Körper
Am besten wird Vitamin C in kleinen Dosen (bis zu 300 mg) mehrfach über den Tag verteilt aufgenommen.
Bis zu einer Dosierung von 1.000 mg ist noch eine sehr gute Resorption möglich. Je höher die Dosierung, desto niedriger ist der Resorptionswert.
Der Körper speichert ungefähr 1.500 mg Vitamin C bei einer täglichen Zufuhr von 100 mg. Er kann allerdings diese Speicherkapazität wesentlich erhöhen – etwa bei einer täglichen Zufuhr von 200 mg auf 5.000 mg!

Überdosierung?
Professor Linus Pauling hat selbst etwa 18 g (18.000 mg) am Tag genommen und hat keinerlei Nebenwirkungen feststellen können.
Selbst die DGE bestätigt, dass auch in einer Dosierung bis zu 10.000 mg Vitamin C problemlos genommen werden kann.

Nebenwirkung erwünscht?
Wenn zu viel Vitamin C auf einmal genommen wurde, reagiert der Körper mit Durchfall. Ein eindeutiges Anzeichen. Wer Probleme mit der „Morgentoilette" hat, kann es ja mit einer ordentlichen Portion Vitamin C versuchen.
Allerdings kann diese Reaktion zu Beginn auch bei niedrigeren Dosierungen vorkommen. Denn der Darm muss sich erst wieder an die Zufuhr größerer Mengen Vitamin C gewöhnen. Die Aufnahmefähigkeit steigert sich von Tag zu Tag, und nach kurzer Zeit werden Sie feststellen, dass Sie die Dosis wieder steigern können.
Im Krankheitsfall werden Sie auch bemerken, dass Ihr Körper auf einmal wesentlich mehr Vitamin C aufnehmen kann – er benötig ja auch mehr!

10.1.2 Vitamin E

Vitamin E ist die Bezeichnung für eine Gruppe artverwandter Verbindungen, die sich in ihrer biologischen Aktivität unterscheiden. Die häufigste und aktivste Form ist das Alpha-Tocopherol. Wenn im Allgemeinen von Vitamin E gesprochen wird, so ist meist das Alpha-Tocopherol gemeint. Die natürliche Form hat die Bezeichnung d-Alpha-Tocopherol und ist der synthetischen Form dl-Alpha-Tocopherol in der biologischen Aktivität um das Zwei- bis Dreifache überlegen. Man sollte deshalb immer die natürliche Form bevorzugen.
Vitamin E kommt vor allem in Pflanzenölen, Fischölen, Nüssen und Eiern vor. Es schützt das Öl vor der Oxidation. Je mehr ungesättigte Fette wir zu uns nehmen, desto mehr Vitamin E brauchen wir, da die Fette das in ihnen enthaltene Vitamin E zum eigenen Schutz benötigen. Wer viel Fisch isst, hat einen erhöhten Bedarf an Vitamin E, da Fisch eine Menge ungesättigter Fettsäuren enthält, jedoch nur sehr wenig Vitamin E. Das Gleiche gilt auch für diejenigen, die Fischölkapseln einnehmen.
Unser Bedarf an Vitamin E ist auch deshalb gestiegen, weil wir unglaublich viel Fett essen. Wurst, Fleisch, Frittiertes, Gebratenes und Käse liefern uns zwar eine ganze Menge Fett, doch leider kein Vitamin E – das wir dringend benötigen, soll das Fett sicher durch die Blutbahnen transportiert werden. Blutbahnen „verkleben" auch deshalb, weil zu viel Fett gegessen und viel zu wenig Vitamin E aufgenommen wird.

Aufgaben und Anwendungen

Das fettlösliche Antioxidanz

Das wichtigste fettlösliche Antioxidanz ist zweifelsfrei das Vitamin E. Es schützt die Zellmembran vor den Angriffen der Freien Radikale. Bei der Arbeit als Zellschützer hat Vitamin E einen Partner: Vitamin C.
So fängt Vitamin E das freie Radikal ab, bevor es auf die Zellmembran trifft, und leitet es dann an seinen Partner Vitamin C weiter. Vitamin E ist jetzt wieder voll einsatzfähig und greift das nächste Freie Radikal an. Sobald dieses an Vitamin C gebunden ist, wird es einfach ausgeschieden. Ist wenig Vitamin C vorhanden, wird viel Vitamin E verbraucht, weil es die Freien Radikale nicht abgeben kann.
Etwa 10.000 Freie Radikale müssen pro Tag und Zelle abgefangen werden, bei Rauchern wesentlich mehr!
Vitamin E schützt nicht nur alle oxidationsempfindlichen Stoffe im Körper, sondern auch ungesättigte Fettsäuren und verschiedene andere Nährstoffe vor den Einflüssen der Freien Radikale.

Schutz vor Herzinfarkt

Mit Vitamin E senken wir das Risiko für Herzinfarkte und Schlaganfälle um 40 Prozent. Cholesterin allein verursacht noch keinen Herzinfarkt. In einer Studie von 1960 hatten nur 20 Prozent der Herzinfarktpatienten einen hohen Cholesterinwert, 63 Prozent hingegen niedrige Vitamin-E-Blutwerte. Cholesterin verklebt die Arterien erst, wenn es durch Freie Radikale oxidiert wird.
Eine Studie mit 2.000 Herzinfarktpatienten zeigte, dass das Risiko, einen zweiten Herzinfarkt zu erleiden, bei jenen, die täglich 400 bis 800 mg Vitamin E einnahmen, um 77 Prozent geringer war als bei diejenigen, die kein Vitamin E einnahmen. Kaum ein Medikament hat solche Erfolge wie Vitamin E.

> Aus den Nahrungsmittel beziehen wir täglich nur etwa 15 mg Vitamin E, deshalb verringert das Vitamin E aus der Nahrung Herzinfarkte nicht.
> Aus 2 Liter Olivenöl erhalten wir gerade mal 100 mg Vitamin E. Zwar sind es laut Etikett 400 mg, doch 300 mg davon benötigt das Olivenöl selbst zum Schutz seiner ungesättigten Fettsäuren. Somit haben wir in Wirklichkeit nur 100 mg zur Verfügung. Dies wird leider oft verschwiegen.

Natürlicher Blutverdünner

Vitamin E verdünnt das Blut – genau wie Acetylsalicylsäure. Allerdings erhöht es nicht das „Blutungsrisiko". Vitamin E ist also ein natürlicher Blutverdünner und frei von Nebenwirkungen.
Es lässt auch die Blutplättchen weniger aneinander kleben. Damit bleibt das Blut fließfähig und gerinnt nicht so leicht.

Freie Blutbahnen
Die Blutbahnen sind die Transportwege in unserem Körper. Die häufigsten Alterungserscheinungen sind Verstopfungen und Verfettung der Arterien (Arteriosklerose) und Bluthochdruck.
Wir bemerken leider erst, dass etwas nicht stimmt, wenn die wichtigsten Lebensadern zu 70 Prozent verstopft sind. Vitamin E hält die Blutbahnen jung und elastisch. Gerade die Dehnbarkeit ist wichtig, denn bei höherem Druck können so die Wände der Blutbahnen nachgeben. Sind sie jedoch steif, können kleine Risse entstehen.

Prämenstruelle Beschwerden
Frauen, die Probleme mit den Monatsblutungen und damit einhergehend Spannungen, Schwellungen und Empfindlichkeiten der Brüste, Abgespanntheit, Heißhungerattacken, Depressionen und Schlaflosigkeit haben, können diese mit Vitamin E verringern.

Rheumatische Erkrankungen
In vielen Studien konnte ebenso starke entzündungshemmende Wirkung von Vitamin E beobachtet werden, wie sie bisher nur von den traditionellen Antirheumatika bekannt war. Vitamin E verringert sehr erfolgreich Entzündungen und Versteifungen der Gelenke. Es ist so ein absolut geeignetes Mittel gegen Rheuma und Arthritis.

Weitere Anwendungen
Vitamin E hilft bei Alzheimer, Anämie (Blutarmut) durch Unterstützung der Funktion und Lebensdauer von roten Blutkörperchen, bei Hauterkrankungen und bei der Hautpflege, bei Stärkung des Immunsystems, der Verringerung von Brust-, Lungen- und Prostatakrebs, bei Parkinson; beim Sport verhindert es oxidativen Stress, und es schützt vor Umweltgiften.

> **Ein Spar-Tipp für Ihre Hautpflege**
> Sicherlich haben Sie es bemerkt: In der Werbung heißt es immer öfter, die – überteuerte – „Anti-Aging-Creme" sei mit Vitamin E oder Coenzym Q_{10} angereicht. Fallen Sie darauf herein. Kaufen Sie sich lieber eine gute naturkosmetische Creme (frei von chemischen Zusätzen). Für eine „Anti-Aging-Kur" für Ihre Haut schneiden Sie einfach eine Vitamin-E-Kapsel auf und tragen das Vitamin E direkt auf die Haut auf. Günstiger und besser geht es kaum!

Menge
Klare Mangelerscheinungen werden mit 10 mg Vitamin E verhindert, 200 mg können das Herzinfarkt-Risiko halbieren, 300 mg die Muskulatur von Sportlern vor oxidativen Schäden schützen. 800 mg können die Immunabwehr und Widerstandskraft des Körpers steigern.

Jeder sollte sich regelmäßig wenigstens 200 mg Vitamin E aus natürlichen Quellen durch Präparate zuführen. Diese Menge lässt sich nicht über die tägliche Nahrung beschaffen. Der präventive Nutzen ist so hoch, dass jeder davon profitieren sollte.

Achtung: Studien sind nicht gleich Studien!
Ende 2004 war es wieder einmal so weit: Eine Studie hat ergeben, dass Vitamin E gar nicht schützt, sondern sogar schädigt. So wurde es zumindest in der Presse dargestellt.
Tatsächlich wurden in dieser Meta-Studie nur 19 verschiedene Studien über Vitamin E verglichen. Nur bei einer davon ergab sich, dass möglicherweise hochdosiertes Vitamin E die Sterblichkeit erhöht (34 zusätzliche Todesfälle auf 10.000 Personen). Das sind 0,34 Prozent. Dazu ist zu sagen, dass die Teilnehmer dieser Studie über 60 Jahre alt waren, an verschiedenen chronischen Krankheiten und Herzerkrankungen litten und zur Hochrisikogruppe der Mangelernährten und Raucher gehörten. Auch wurden keinerlei Angaben darüber gemacht, welche Medikamente in welchen Dosierungen die Testpersonen einnahmen.
Die Autoren dieser Meta-Studie gestanden ein, dass die Ergebnisse nicht auf gesunde Erwachsene übertragbar seien.
Erst kürzlich ergab eine Studie der Tufts-Universität, Boston, die übrigens nicht in die Meta-Analyse einbezogen wurde, dass ältere Menschen nach Einnahme von Vitamin E seltener an Infekten der oberen Luftwege (vor allem Erkältungen) erkrankten.
Drei erst kürzlich durchgeführte Meta-Analysen stellten übrigens keinen negativen Effekt von Vitamin E auf die Überlebensrate fest.
Haben wir davon in der Presse erfahren? Natürlich nicht! Solche Meldungen sind nicht spektakulär genug.

10.1.3 Die B-Vitamine

Im Allgemeinen sind B-Vitamine für einen gut funktionierenden (Energie-)Stoffwechsel zuständig. Zu wenig B-Vitamine = zu wenig Energie!
Dazu übernehmen B-Vitamine bei der Übertragung von Reizen und Impulsen im Nervensystem eine sehr wichtige Rolle, und sie beeinflussen unser Gefühlsleben und unsere geistige Leistungsfähigkeit. B-Vitamine haben also direkten Einfluss auf unsere Psyche.
Weiter sind sie am Zellwachstum und an der Zellerneuerung beteiligt, weil ohne B-Vitamine einzelne Eiweißbausteine nicht hergestellt werden könnten.
Dies gilt natürlich auch für die Immunzellen: Wer zu wenig B-Vitamine zur Verfügung hat, der ist wesentlich anfälliger für Infekte.
Alle B-Vitamine sind wasserlöslich und müssen dem Körper, der sie nicht speichern kann, ständig zugeführt werden.

10.1.4 Vitamin B$_1$ (Thiamin)

Vitamin B$_1$ ist an der Übertragung von Nervenimpulsen, z.B. vom Gehirn zu den Muskeln, beteiligt. Im Gehirn sichert es einen verlustfreien „Datenaustausch" und sorgt so für gute Konzentration und ein gutes Gedächtnis. Die Folge eines jahrelangen latenten Mangels ist unter anderem Alzheimer.
Weiter ist es an der Bildung von Neurotransmittern wie Serotonin und Adrenalin beteiligt und wirkt im Energie-Stoffwechsel als lebenswichtiges Coenzym für die Energieproduktion. Vitamin B$_1$ wandelt Kohlenhydrate in den Hauptenergieträger Glukose um.
Thiamin kann im Körper nur in sehr geringen Mengen gespeichert werden. Daher muss es täglich neu zugeführt werden.

Erhöhter Bedarf

Alkoholkonsum vernichtet Vitamin B$_1$, ein Folsäuremangel und verschiedene Medikamente wie die Pille verringern die Aufnahme von Thiamin. Erhöhter Bedarf besteht bei Fieber, Stress und bei einer kalorienreduzierten Diät.

Symptome eines latenten Mangels

Mangelsymptome sind Müdigkeit, Schlaflosigkeit, Reizbarkeit, Gedächtnis- und Konzentrationsschwäche, Depressionen, Appetitmangel, Kopfschmerzen und niedriger Blutdruck.
Ein latenter Vitamin-B$_1$-Mangel besteht relativ häufig! Thiamin kommt nämlich nur in sehr wenigen Nahrungsmitteln (hauptsächlich in Vollkornprodukten) vor, und ein hoher Kaffee- oder Teekonsum deaktiviert das im Körper noch vorhandene Thiamin.

Therapeutische Anwendungen

Nervöse Störungen, starke körperliche Arbeit, Training (Sport), Müdigkeit, Schlaflosigkeit, hoher Alkoholkonsum, Alzheimer, Depression, Angstzustände, ein geschwächtes Immunsystem und Erkrankungen an der Leber.

Beispiel Alkohol

Alkohol verbraucht Vitamin B$_1$ – die Folgen sind ein schlechtes Gedächtnis und unkontrollierte Bewegungen, weil die Leitungen vom Gehirn zu den Muskeln gestört sind.
Der Kater am Morgen kündet davon, dass der Botenstoff Serotonin, der für gute Laune sorgt, nicht mehr vorhanden ist. Auch Adrenalin, das morgens zum Aufstehen und für jede Aktivität benötigt wird, ist vermindert. Ihr Körper braucht jetzt Eiweiß (Aminosäuren), B-Vitamine und Cholin, um Acetylcholin, Serotonin und Adrenalin zu produzieren. Dazu noch etwas Magnesium, und Sie fühlen sich schneller wieder fit!

10.1.5 Vitamin B_2 (Riboflavin)

Vitamin B_2 ist für das Wachstum und den Erhalt von Gewebe notwendig, und es ist am Kohlenhydrat-, Eiweiß- und Fettstoffwechsel beteiligt. Es wandelt Zucker und Fette in Energie um. Fehlt es an Vitamin B_2, kommt die Fettverbrennung nicht auf Touren.
Als Antioxidanz spielt es ein sehr bedeutende Rolle, vor allem in unseren Augen. Dort schützt es die Linse vor Freien Radikalen und beugt so einer Linsentrübung vor.
Vitamin B_2 ist sehr lichtempfindlich. Steht eine Glasflasche mit Milch zwei Stunden im Licht, werden über 80 Prozent des Vitamins zerstört.

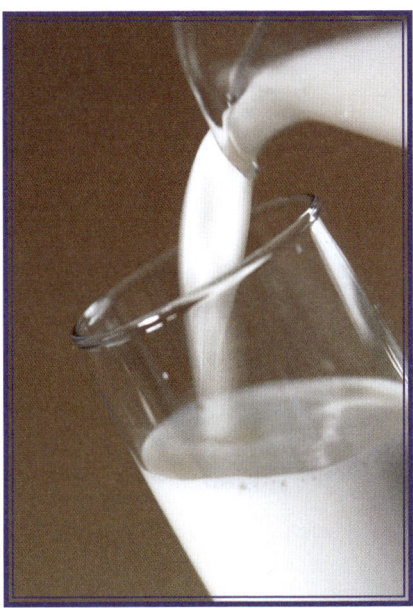

Erhöhter Bedarf
Der Bedarf ist erhöht bei starkem Alkoholkonsum, Krankheit, Durchfall, in der Wachstumsphase, bei Einnahme von Medikamenten wie z.B. der Pille, Beruhigungsmitteln, Antibiotika etc. und bei einer Diät.

Symptome eines latenten Mangels
Allgemeine Lustlosigkeit und Müdigkeit, eingerissene Mundwinkel, brüchige Fingernägel, Entzündungen der Mund- und Nasenschleimhaut und Dermatitis.

Therapeutische Anwendungen
Vitamin B_2 hilft bei Migräne, es dient als wichtiges Antioxidanz für die Augen, zur Entgiftung bei Umweltgiften und zur Hautpflege.

Studie über Migräne:
Die Gabe von 400 mg Vitamin B_2 über einen Zeitraum von drei Monaten verbesserte bei 67 Prozent der Patienten die Migräneattacken deutlich.

10.1.6 Vitamin B_3 (Niacin)

Vitamin B_3 ist ein äußert wichtiges Vitamin für unsere Psyche und unser Nervensystem. Indirekt bewirkt es, dass wir uns ruhig und ausgeglichen fühlen. Ist nämlich Vitamin B_3 in zu geringen Mengen vorhanden, wird im Körper die Aminosäure Tryptophan dazu verwendet, Vitamin B_3 herzustellen. Dann fehlt aber das Tryptophan für

die Produktion von Serotonin und Melatonin. Ein Mangel an diesen beiden Hormonen bedeutet Unruhe, Schlaflosigkeit, Angstzustände und Migräne.
Weiter ist es nötig für die Funktion von über 200 Enzymen und für die Gen-Vermehrung und -Erneuerung.
Zucker in jeder Form ist für dieses Vitamin der schlimmste Feind!

Erhöhter Bedarf
Der Bedarf ist erhöht bei Krankheit, Mangel an Vitamin B_2 und Vitamin B_6, Alkoholkonsum und Einnahme verschiedener Medikamente.

Symptome eines latenten Mangels
Angstzustände, Müdigkeit, Gereiztheit, Depression, Emotionsschwankungen, Altersdemenz und Kopfschmerzen.

Therapeutische Anwendungen
Vitamin B_3 hilft bei der Senkung der Blutfettwerte, bei Diabetes, Kopfschmerzen, Arthritis und bei Schizophrenie. Es dient auch zum Schutz gegen Umweltgifte.

Beispiel Blutfettsenkung
In den USA wird Vitamin B_3 von neutralen Institutionen wie der American Heart Association als gleichwertiger Blutfettsenker empfohlen. In Langzeitstudien zeigte sich Vitamin B_3 den medikamentösen Präparaten sogar überlegen. Es senkt das schlechte und hebt das gute Cholesterin an und vermindert zusätzlich Lipoprotein, einen Hauptrisikofaktor für Herzinfarkt. Das alles frei von Nebenwirkungen und zu sehr geringen Kosten – was sich von Medikamenten nicht behaupten lässt.

Schokolade für's Glück?
Viele Menschen, die sich unglücklich fühlen, greifen zur Schokolade. Die bringt auch einen Glücksschub mit sich, weil sie den Serotoninspiegel anhebt. Allerdings zerstört Zucker in jeder Form – auch in Schokolade – das Vitamin B_3 im Körper; als Folge wird die Aminosäure Tryptophan dafür verwendet, das Vitamin B_3 herzustellen. Fehlt aber das Tryptophan, kann kein Serotonin produziert werden, und wir fühlen uns unglücklich. Dann greifen die meisten wieder zu Schokolade, und der Kreislauf beginnt von Neuem.
Besser mixen Sie sich einen Eiweiß-Shake. Der bremst den Appetit und liefert Tryptophan für die Glücksgefühle.

10.1.7 Pantothensäure – Vitamin B_5

Pantothensäure ist eines der wenigen Vitamine, bei denen ein Mangel sehr unwahrscheinlich ist. Allerdings bedeutet „unwahrschein-

lich" nicht „unmöglich". Wer sich wirklich nur von Fastfood, Fertiggerichten und Pizza ernährt, hat sicherlich einen leichten Mangel. Sehr starke Mängel finden sich eher bei Menschen mit einer chronischen Lebererkrankung oder während einer radikalen Diät. Auch starker Alkoholkonsum kann zu einem Mangel führen.
Im Körper wird Vitamin B_5 für die Protein- und Fettsynthese, die Energieproduktion, zur Wundheilung, zur Bildung von Vitamin D und für die Produktion von Haut- und Haar-Pigmenten benötigt.

Symptome eines latenten Mangels
Mangelsymptome sind Ausbleichen der Haarfarbe, glanzloses und stumpfes Haar, Kopfschmerzen, Depression, Müdigkeit, eine geschwächte Immunabwehr, Herzklopfen und eine schlechte Wundheilung.

Therapeutische Anwendungen
Panthotensäure hilft bei Arthritis, Rheuma, Blutarmut, chronischen Entzündungen, Lernstörungen bei Kindern und Müdigkeit.

10.1.8 Vitamin B_6 (Pyridoxin)

Vitamin B_6 ist ein gutes Beispiel dafür, wie stark die einzelnen Vitalstoffe voneinander abhängen. Dieses Vitamin kann im Körper erst dann richtig wirken, wenn es in seine aktive Form (PLP) umgewandelt wird. Dazu muss genügend Zink und Vitamin B_2 vorhanden sein. Sonst kann Vitamin B_6 nicht umgewandelt werden; und wenn nicht genügend Vitamin B_6 vorhanden ist, dann kann zum Beispiel aus Tryptophan kein Vitamin B_3 hergestellt werden.
Leider ist Vitamin B_6 ohnehin ein Vitamin, von dem die meisten Menschen zu wenig haben. Etwa 65 Prozent der Deutschen erreichen noch nicht einmal die als Minimalmenge anzusehende von der DGE empfohlene Dosis.
Dabei ist Vitamin B_6 äußerst wichtig für die Verwertung von Eiweiß. Ohne Vitamin B_6 kann der Körper Eiweiß nicht aufnehmen und scheidet es über den Urin wieder aus. Somit zeigt sich ein Vitamin B_6-Mangel auch als Eiweißmangel. Da nutzt der beste Eiweiß-Shake nichts. Weitere Funktionen des Vitamins im Körper sind: die Förderung des Fett-Stoffwechsels, die Aufrechterhaltung eines normalen Blutzuckerspiegels und die Bildung von Hämoglobin, dem „Sauerstofftransporter".

Erhöhter Bedarf
Der Bedarf ist erhöht bei Menschen über 65 Jahre, Rauchern, Sportlern, bei starkem Kaffeekonsum, bei der Einnahme von Antibiotika oder der Pille, in der Wachstumsphase, bei Asthma, bei Herz-Kreislauf-Erkrankungen und während einer Diät.

Symptome eines latenten Mangels
Mangelsymptome sind eine verminderte Produktion von Antikörpern und dadurch ein schlechtes Immunsystem, Nervenentzündungen, Krämpfe, Unruhe, Reizbarkeit, Kopfschmerzen, Schlaflosigkeit, Konzentrationsschwäche, Eiweißmangel, Risse in den Mundwinkeln, Angstzustände.

Therapeutische Anwendungen
Vitamin B_6 hilft bei Epilepsie, Asthma, Arthritis, Diabetes, PMS, Parkinson, Hyperaktivität bei Kindern, Herz-Kreislauf-Erkrankungen und Nierensteinen.

> **Traumerinnerung**
> Ein typischer Mangel an Vitamin B_6 zeigt sich durch fehlende Traumerinnerungen. Dieses Symptom dient oft dazu, die Vitamin-B_6-Dosis festzulegen. Menschen mit einem ausreichenden Vitamin-B_6-Status können sich viel leichter und besser an ihre Träume erinnern.

10.1.9 Folsäure – Vitamin B_9

99 Prozent aller Deutschen erreichen noch nicht einmal von der DGE empfohlene Mindestmenge an Folsäure. Die meisten haben also einen Folsäure-Mangel!
Dieser Zustand ist auch schnell erklärt: Folsäure ist nämlich mit das empfindlichste Vitamin. Hitze, Licht, Luft und Lagerung zerstören es sehr schnell. Zweiminütiges Kochen vernichtet etwa 90 Prozent der in Lebensmitteln vorhandenen Folsäure, jedenfalls das, was nach der Lagerung und dem Transport noch vorhanden ist. In industriell verarbeiteten Produkten brauchen Sie nach Folsäure gar nicht erst zu suchen.
Nötig ist Folsäure unter anderem für die gute Entwicklung eines Fötus (d.h. während der Schwangerschaft), für unser Wachstum und die Entwicklung, die Zellteilung, die Schleimhauterneuerung, den Abbau von Homocystein (dem Hauptrisikofaktor für Arteriosklerose), den Auf- und Abbau von Eiweißstrukturen und den Aufbau unserer DNA sowie für die Produktion von Serotonin, Noradrenalin und Dopamin. Das Immunsystem kann ohne Folsäure nicht viel leisten.

Erhöhter Bedarf
Der Bedarf ist erhöht bei der Einnahme von Medikamenten wie Aspirin®, der Pille, Antibiotika und Schlafmitteln, bei hohem Alkoholkonsum, Rauchen, chronischen Krankheiten. Bedarf an Folsäure hat eigentlich jeder! Ausgenommen natürlich jene, die Folsäure durch Präparate zuführen. Davon abgesehen wird Folsäure aus Präparaten

zu über 90 Prozent vom Körper aufgenommen. Bei der Nahrung sind es durchschnittlich nur ca. 35 Prozent.

Symptome eines latenten Mangels
Mangelsymptome sind schnelle Ermüdung, Schwäche, Missbildungen bei Neugeborenen, Reizbarkeit, Depression, Aggressivität und Vergesslichkeit.

Therapeutische Anwendungen
Folsäure dient zur Prävention von Geburtsfehlern, hilft bei Gicht, psychischen Störungen, Infektionen, Krebs, Akne, Herz-Kreislauf-Erkrankungen und Aids.

Folsäure per Gesetz
Pro Jahr verzeichnete man in den USA 56.000 Herzinfarkte und 2.500 Fälle von Kindern mit Missbildungen, die auf einen Folsäuremangel zurückgeführt wurden. Deshalb schreibt ein 1998 verabschiedetes Gesetz vor, dass den Grundnahrungsmitteln Folsäure zugesetzt wird. Eine Maßnahme, die ein paar Cent kostet, aber im Gesundheitswesen Millionen – und viel menschliches Leid – spart. Leider ist die deutsche Politik auf diesem Auge blind und versucht es weiter mit Kürzungen.

> **Keine Folsäure = Kunstfehler!**
> In den USA gilt es als Kunstfehler, wenn ein Arzt die Antibabypille ohne ein zusätzliches Folsäurepräparat verordnet. Die Pille senkt den Serotoninspiegel, und das kann zu Depressionen führen. Vor allem eine Frau, die die Pille absetzen will, um schwanger zu werden, sollte (um Missbildungen des Kindes zu vermeiden) Folsäure einnehmen. 400 Mikrogramm täglich kosten etwa 2,50 Euro! Am besten nehmen Sie Folsäure in einen B-Vitamin-Komplex zu sich.

Folsäure macht glücklich
Unser Gefühlszustand ist stark abhängig von Folsäure. Nach der Leber enthält unser Gehirn am meisten von diesem Vitamin. Dort beeinflusst es mit den Vitaminen B_1, B_6 und B_{12} unsere Psyche. Ohne Folsäure gibt es wenig Botenstoffe wie Dopamin, Serotonin und Noradrenalin, die wiederum bewirken, dass wir uns gut und glücklich fühlen! Somit hat Folsäure Anteil an der Produktion unserer Glückshormone!

Achtung
Die Anzeichen für einen Folsäure- und einen Vitamin-B_{12}-Mangel sind sehr ähnlich. Wird ein Folsäuremangel vermutet, sollte zur Verhinderung einer Fehldosierung der Vitamin-B_{12}-Status gemessen werden. Im Zweifelsfall sollte man ein Kombipräparat mit Vitamin B_{12} einnehmen.

B-Vitamine sollten ohnehin nur als Komplex eingenommen werden, da sie in ihrer Wirkung stark voneinander abhängen.

10.1.10 Vitamin B_{12} (Cobalamin)

Vitamin B_{12} ist unbedingt notwendig für die Umwandlung von Folsäure in seine aktive Form; zusammen sind sie an der Blutbildung und an der Zellteilung beteiligt. Allerdings ist ein Mangel an diesem Vitamin bei Menschen unter 65 Jahren eher selten. Wir benötigen täglich nur etwa 3 Millionstel Gramm (3 µg); das meiste wird in der Leber gespeichert, die uns ständig damit versorgt. Der Speicher wird immer wieder aufgefüllt, wenn wir tierische Lebensmittel zu uns nehmen. Vegetarier haben deshalb einen erhöhten Bedarf an Vit-amin B_{12}.

Auch benötigen wir Vitamin B_{12} für die Synthese von Myelin, die Schutzschicht bestimmter Nervenstränge. Wenn sie fehlt, liegen buchstäblich die Nerven blank.

Erhöhter Bedarf
Der Bedarf ist erhöht bei vegetarischer Ernährung, bei Menschen über 65 Jahre, in in der Schwangerschaft und in der Stillzeit, bei Rauchern und bei starkem Alkoholkonsum, bei Einnahme von Medikamenten wie der Pille, Antirheumatika Cholesterinsenkern.

Symptome eines latenten Mangels
Mangelsymptome sind Müdigkeit, Schwäche, Konzentrationsschwäche, verminderte Sehkraft, Gereiztheit, Depressionen und Gedächtnisstörungen.

Therapeutische Anwendungen
Vitamin B_{12} hilft bei Allergien (besonders durch Lebensmittel), depressiven Verstimmungen, Gedächtnis- und Konzentrationsschwäche, Altersdemenz, starker Reizbarkeit, Krebs (besonders durch Rauchen verursacht), psychischen Störungen. Mit Vitamin B_{12} können Energie, Kraft und Appetit gesteigert werden.

Vegetarier und alle über 65 Jahre
Als strenger Vegetarier und wenn Sie älter als 65 Jahre sind sollten Sie sich um eine ausreichende Versorgung mit Vitamin B_{12} bemühen. Vitamin B_{12} befindet sich nur in Nahrung tierischen Ursprungs; bei älteren Menschen wird Vitamin B_{12} schlechter im Darm aufgenommen.
Die Folgen eines längeren Mangels können nicht mehr rückgängig gemacht werden.
70 Prozent aller Alzheimer-Patienten haben einen Vitamin-B_{12}-Mangel.

> **Lassen Sie sich nichts erzählen**
> Vitamin-B_{12}-Tabletten sind genauso wirksam wie Injektionen. Das ist bewiesen! Am besten sind Lutschtabletten, weil Vitamin B_{12} gut über die Mundschleimhaut aufgenommen wird.
> Die Pharmaindustrie und die meisten Ärzte möchten natürlich gerne die teuren Injektionen verkaufen.

10.1.11 Biotin (Vitamin B_8)

Biotin kennen viele als das Vitamin für Haut, Haare und Nägel. Ein Mangel an diesem Vitamin kommt nur in seltenen Fällen vor, wie zum Beispiel bei einer gestörten Darmflora, bei regelmäßigem Alkoholkonsum, bei Diabetikern, bei der Einnahme der Anti-Baby-Pille und bei einer Behandlung mit Antibiotika.
Biotin wird für die Energieproduktion aus Kohlenhydraten und Fetten, die Bildung von Hormonen und die Umwandlung von Linolensäure in die verschiedenen Omega-3-Fettsäuren benötigt.

Erhöhter Bedarf
Der Bedarf erhöht sich in der Schwangerschaft, durch Antibiotika und bei Diabetes.

Symptome eines latenten Mangels
Mangelsymptome sind Muskelschmerzen, brüchiges und glanzloses Haar, Erschöpfung, Appetitlosigkeit und schuppige Haut.

Therapeutische Anwendungen
Vitamin B_8 hilft bei Diabetes, Hauterkrankungen, brüchigen Fingernägeln und Haarausfall.

10.1.12 Vitamin A (Retinol)

Vitamin A ist ein fettlösliches Vitamin. Unser Körper hat zwei Möglichkeiten, sich damit zu versorgen: entweder durch die direkte Zufuhr von Vitamin A (Retinol) aus tierischen Lebensmitteln oder durch die körpereigene Umwandlung von pflanzlichen Carotinoiden, der Vorstufe von Vitamin A. Deren bekannteste ist wohl das Beta-Carotin.
Die Versorgung mit Carotinoiden – wie dem Beta-Carotin – ist die sicherste, da unser Körper nur so viel Vitamin A aus den Carotinoiden herstellt, wie er täglich benötigt. Eine Überdosierung ist so nicht möglich – anders als bei der direkten Zufuhr von Retinol (Vitamin A). Hier muss auf die Dosierung geachtet werden: Mehr als 2.300 µg sollten es unter normalen Umständen nicht sein, wobei dies im absolut sicheren Bereich bleibt. Toxische Wirkungen wurden erst ab einer täglichen Menge von 15.000–30.000 µg festgestellt.

Diese Menge ist zum Beispiel in 100 Gramm frischer Leber enthalten, was allerdings keine Gefahr darstellt, da Sie ja nicht täglich Leber essen.
Schwangere sollten aber auf den Verzehr von frischer Leber verzichten!
Sehr wichtig ist Vitamin A für das Sehvermögen, besonders in der Nacht. Wer also nachts schlecht sieht, dem fehlt es vielleicht an Vitamin A. Schon der kleinste Vitamin-A-Mangel kann zu Sehschwierigkeiten bei Nacht führen.
Jedes Mal wenn ein Lichtstrahl auf unser Auge trifft, wird Vitamin A verbraucht. Deshalb sollten auch Menschen, die viel am Bildschirm arbeiten, reichlich Carotinoide zu sich nehmen, um immer einen genügend großen Vorrat an Vitamin A zu besitzen.
Auch für unser Immunsystem ist Vitamin A ein sehr wichtiger Partner, und für die körpereigene Synthese der Geschlechtshormone wie Testosteron und Östrogen ist es gleichfalls unerlässlich.

Erhöhter Bedarf
Der Bedarf ist erhöht bei Rauchern, bei Zinkmangel, bei Menschen über 65 Jahre, Vegetariern, regelmäßigem Alkoholkonsum, Stress, grellem Sonnenlicht über längere Zeit, bei Einnahme von Medikamenten wie z.B. Cholesterinsenkern, bei Diabetikern, beim Arbeiten am Computer und langem Fernsehen.

Symptome eines latenten Mangels
Mangelsymptome sind schlechtes Sehen bei Nacht, trockene, rote Augen, Ermüdungserscheinungen, Akne, Wachstumsstörungen bei Kindern, Infektanfälligkeit, trockene und spröde Haare oder Nägel, erhöhtes Risiko für verschiedene Krebsarten, erhöhte Kalziumausscheidung und Eisenmangel.

Therapeutische Anwendungen
Vitamin A hilft bei Infektionen, Asthma, Augenkrankheiten, Krebs, Magengeschwüre, Hauterkrankungen und Arteriosklerose.

> **Wichtig:**
> In Präparaten sollte nur natürliches Beta-Karotin (nicht synthetisches) verwenden werden. Das wohl natürlichste steckt in frischem Obst und Gemüse, zusammen mit einer Vielzahl weiterer Pflanzenstoffe.

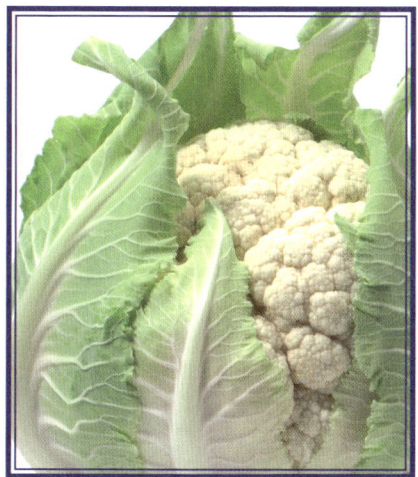
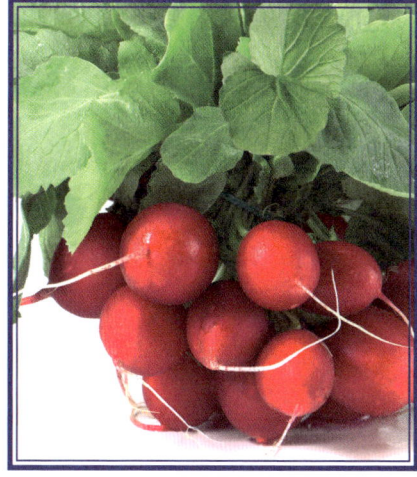
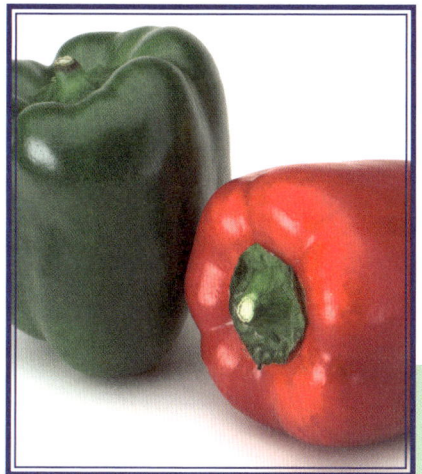

10 Aufgaben der Vitalstoffe

Raucher: In einigen Studien wurde belegt, dass bei Rauchern das synthetische Beta-Karotin aus der Kapsel das Krebsrisiko erhöhen kann. Solange keine neuen Studien vorliegen, sollten deshalb Raucher auf Beta-Karotin in der Kapsel ganz verzichten und stattdessen frisches Obst und Gemüse verzehren – oder als Saft zu sich nehmen. Möhrensaft ist sogar besser als eine rohe Möhre!

Vitamin-A-Hilfsprogramm
100 Millionen Kinder in der Dritten Welt leiden an einem Vitamin-A-Mangel. Jährlich sterben etwa 1,5 Millionen daran, 500.000 erblinden. 1997 konnte die UNICEF-Kinderhilfe durch ein Vitamin-A-Programm 300.000 Kinder retten. An diesem Beispiel sieht man, was ein wenig Vitamin A bewirken kann.

10.1.13 Vitamin D

Vitamin D ist die Bezeichnung für eine Gruppe von verwandten Verbindungen. Vitamin D_3 (Cholecalciferol) ist das einzige im menschlichen Körper heimische Vitamin D. Es kommt auch im Eigelb, in Fisch, Leber und Sesamöl vor.
Ein Vitamin-D-Mangel sollte eigentlich kein Thema sein, da wir Vitamin D selbst herstellen können, sofern wir genügend Sonne abbekommen. Etwa 15 Minuten Aufenthalt in der Sonne täglich reichen aus, um die Vitamin-D-Speicher aufzufüllen. Leider schaffen die meisten Büromenschen nicht einmal diese 15 Minuten. Auch reicht das Spektrum des Sonnenlichts von November bis Februar in unseren Breiten nicht aus, um die Produktion anzuregen. Es empfiehlt sich, Fisch zu essen; er ist reich an Vitamin D. Und wie sieht die Wirklichkeit aus:
99 Prozent der Deutschen haben einen Vitamin-D-Mangel; zudem halbiert sich ab dem Alter von etwa 65 Jahren die körpereigene Vitamin-D-Produktion.
Aus diesem Grund wird in den USA sogar mit Vitamin D angereicherte Milch angeboten.
Vitamin D ist unerlässlich für die Aufnahme von Kalzium über den Darm und die Einlagerung von Kalzium in die Knochen. Es beugt so Osteoporose vor. Das beste Kalzium nutzt gar nichts, wenn kein Vitamin D vorhanden ist.
Auch für gesunde Zähne, das Immunsystem, das Zellwachstum und die Zellentwicklung brauchen wir Vitamin D.

Erhöhter Bedarf
Der Bedarf ist erhöht bei Vegetariern, da Vitamin D hauptsächlich in tierischen Produkten vorkommt, Menschen über 65 Jahre, weil die Produktion über die Haut vermindert ist, Menschen mit Nierenleiden, Frauen in den Wechseljahren und allen, die zu wenig Sonnenlicht abbekommen.

Symptome eines latenten Mangels
Mangelsymptome sind ein gestörtes Immunsystem, Ohrensausen, Verlust des Gehörs, Muskelschwäche, Verlust von Mineralien in den Knochen, bei Kindern Ruhelosigkeit und Reizbarkeit. Durch Vitamin-D-Mangel ist auch das Risiko, an Dickdarm- oder Brustkrebs zu erkranken, erhöht.

Therapeutische Anwendungen
Bei Knochenproblemen, Osteoporose in Verbindung mit Kalzium, Krebsprävention, Multipler Sklerose, Verlust des Gehörs und zur besseren Aufnahme von Kalzium.

Achtung: Nicht mehr als 10 μg täglich!
Wie bei Vitamin A müssen wir hier besonders auf die Dosierung achten. Regelmäßige Mengen von über 10.000 μg täglich können bei Erwachsenen Vergiftungserscheinungen hervorrufen.
Bei Kindern reichen schon 100 μg täglich aus, um eine toxische Reaktion zu bewirken.
Wer sich an die empfohlenen 10 μg täglich hält, ist also im absolut sicheren Bereich.

10.2 Mineralien und Spurenelemente

10.2.1 Kalzium

Kalzium ist das am meisten im menschlichen Körper vorkommende Mineral! Der Körper eines Erwachsenen enthält etwa 1 kg Kalzium, 99 Prozent davon in den Knochen. Bei einem Kalziummangel wird Kalzium aus den Kochen mobilisiert, was die Knochenstruktur und die Stabilität des Knochens verschlechtert. So beginnt Osteoporose. 95 Prozent der Bevölkerung einschließlich der Kinder haben einen Kalzium-Mangel. Weil 90 Prozent der gesamten Knochenmasse bis zum 19 Lebensjahr aufgebaut werden, ist besser vor Osteoporose geschützt, wer in seiner Jugend genügend Kalzium erhaltet hat.
Doch egal, wie alt Sie gerade sind, zusätzliches Kalzium nützt Ihrem Körper und Ihren Knochen immer. Ihre Knochendichte können Sie beim Orthopäden messen lassen.
Kalzium hat weitaus mehr Aufgaben im Körper als „nur" den Knochenaufbau. Es reguliert unter anderem die Reizleitungen zwischen den Nervenzellen (starke Nerven), es überträgt Nervenimpulse auf den Muskel, ist wichtig für die optimale Funktion des Herzmuskels, und es ist ein wichtiger Faktor innerhalb des Blutgerinnungssystems.
Es reguliert auch die Ausschüttung des Botenstoffs Histamin und beugt so Allergien vor.

Erhöhter Bedarf
Der Bedarf erhöht sich durch Rauchen, durch Überschuss an Phosphor im Körper (verursacht durch Käse, Cola-Getränke, Wurstwaren), hohen Kaffeekonsum, mangelnde Bewegung und Stress.

Symptome eines latenten Mangels
Mangelsymptome sind Osteoporose, Schlaflosigkeit, Muskelkrämpfe, hoher Blutdruck, Karies, Parodontose, erhöhte Erregbarkeit und Allergien.

Therapeutische Anwendungen
Kalzium hilft bei Allergien jeder Art, Dickdarmkrebs, zu hohem Blutdruck, Parodontose und natürlich bei Osteoporose.

Für starke Knochen – starke Partner
Für den Aufbau starker Knochen benötigt Kalzium als Helfer Vitamin K, Vitamin D und Vitamin C.

Vitamin K
Durch Vitamin K wird Kalzium viel effektiver in die Knochen eingebaut, und es wird weniger Kalzium ausgeschieden. Vitamin K und Kalzium arbeiten sehr eng zusammen. Vitamin K, reichlich in grünem Salat und Gemüse enthalten, senkt das Risiko für brüchige Knochen um 30 Prozent.

Vitamin D
Das wichtigste Knochenvitamin wird von der Haut bei Sonnenbestrahlung gebildet. Es ist unentbehrlich für die optimale Aufnahme von Kalzium über den Darm und die Einlagerung in die Knochen. Ohne Vitamin D ist Kalzium fast wertlos, denn es wird dann viel zu schlecht verwertet. Vitamin D verbessert die Qualität der Knochensubstanz erheblich.
Kalzium und Vitamin D sollten immer zusammen eingenommen werden, wobei es völlig ausreicht, wenn der Körper genügen Vitamin D zur Verfügung hat.

Vitamin C
Es verbessert die Kalziumaufnahme im Darm und stimuliert den Knochenaufbau. Für die wichtige Kollagenstruktur im Knochen, die ihn flexibel und stabil macht, benötigt der Körper Vitamin C, Eiweiß, Zink und Kupfer.

Rauchen baut Knochendichte ab
Das Rauchen greift in den Vitamin-D- und Kalzium-Stoffwechsel ein, die Blutversorgung der Knochen wird vermindert. Je mehr Zigaretten jemand raucht und je älter er ist, desto mehr wird die Knochendichte abgebaut. Wer raucht, sollte deshalb besonders zusätzliches Kalzium und Vitamin D aufnehmen.
Raucherinnen kommen übrigens etwa eineinhalb Jahre früher in die Wechseljahre.

Aufnahme im Körper
Kalzium wird von allen Mineralien am schlechtesten aufgenommen. Nur etwa 30 Prozent schaffen es in die Blutbahn. Kalzium sollte nicht zusammen mit Vollkornprodukten, Ballaststoffen oder Fett eingenommen werden, da diese Stoffe die Kalziumaufnahme verringern. Am besten Sie nehmen Kalzium mit Fruchtsäften wie zum Beispiel Orangensaft oder mit einer Portion Vitamin C ein. Das verbessert die Aufnahme im Körper um 10 Prozent.

Nach neueren Studien wird mittlerweile in Frage gestellt, ob Kalzium aus Milchprodukten wirklich gegen Osteoporose hilft bzw. ob es überhaupt gut im Körper aufgenommen wird.

Interessant ist die Tatsache, dass Asiaten, die kaum Milchprodukte konsumieren, viel weniger unter Osteoporose leiden als Menschen im Westen.

Sicher ist zumindest, dass immer mehr Menschen bei uns Milchprodukte schlechter vertragen (Laktose-Intoleranz) und sogar allergisch darauf reagieren.

Kalzium und Magnesium gleichzeitig?
Größere Mengen Kalzium und Magnesium sollte nicht zur selben Zeit eingenommen werden, weil beide im Darm denselben „Bus" ins Blut nehmen. Gelangen beide gleichzeitig in den Darm, kann nur ein Teil resorbiert werden. Sie heben sich also nicht in ihrer Wirkung auf, sondern sie behindern sich nur gegenseitig bei der Aufnahme ins Blut. Lässt man mindesten eine Stunde Abstand zwischen der Einnahme der beiden Stoffe, gibt es keine Probleme. Am besten nimmt man Kalzium morgens und Magnesium abends ein.

Bei geringen Mengen, wie sie in Multiprodukten enthalten sind, brauchen Sie keine Bedenken zu haben.

Welches Präparat – welche Verbindung?
Kalzium gibt es als Kalziumkarbonat, Kalziumphosphat und Kalziumcitrat. Das Kalziumkarbonat benötigt Magensäure, um gut vom Körper aufgenommen zu werden. Allerdings ist bei älteren Menschen und auch bei einigen jüngeren die Produktion der Magensäure vermindert, was zu einer geringeren Verwertung des Kalziums führen kann. Kalziumkarbonat ist aber deswegen nicht ungeeignet.

Von Kalziumphosphat rate ich in jedem Fall ab! Wir nehmen durch unsere tägliche Nahrung schon genügend Phosphate auf und sollten es dem Körper nicht noch extra zuführen.

Die beste Verbindung ist das Kalziumcitrat. Es wird besonders gut aufgenommen und bindet gleichzeitig überschüssige Säure im Körper, was unseren Säure-Basen-Haushalt unterstützt. Nehmen Sie dazu noch etwas Vitamin D_3 und schon füllen sich Ihre Kalziumspeicher.

Dosierung
In der Regel (bei gesunden Menschen) bestehen bei einer Aufnahme bis zu 2 Gramm keinerlei Risiken oder Nebeneffekte. Generell und zur Osteoporose-Vorbeugung sollte etwa 800–1.000 mg zusätzliches Kalzium genommen werden.

Früher hat man übrigens fälschlicherweise gemeint, Nierensteine würden durch Kalzium gefördert. Das Gegenteil ist der Fall! Kalzium-Citrat und Milch verhindern die Bildung von Nierensteinen und können sie sogar auflösen.

Nicht von heute auf morgen
Um die Knochen wieder mit Kalzium aufzufüllen, brauchen Sie schon etwas Zeit. Um einen Verlust von etwa 10 Prozent des Kalziums in den Knochen auszugleichen, müssen Sie sich etwa ein Jahr lang täglich 1.000 mg Kalzium zuführen. Haben Sie also Geduld. Der Mangelzustand ist ja auch nicht über Nacht entstanden.

10.2.2 Magnesium

Magnesium ist für viele Orthomolekular-Mediziner das wichtigste Mineral. Wie ein absolute Herrscher regiert es über 300 Enzyme, die bis tief in unsere psychische Befindlichkeit eingreifen. Es ist zuständig dafür, dass wir uns voller Kraft und energiegeladen fühlen, dass unser Herz ruhig und rhythmisch schlägt, dass Muskeln und Nervenzellen einwandfrei funktionieren, dass wir ruhig und ausgeglichen durch den Tag wandeln, abends lange fit sind, nachts gut und tief schlafen, wir Zucker effektiv verwerten (womit das Diabetesrisiko stark abfällt), dass unser Herz-Kreislauf-System intakt bleibt, dass wir kräftige Zähne und stabile Knochen haben usw.

Magnesium ist extrem wichtig, und doch haben über 70 Prozent der Bevölkerung zu wenig davon im Körper. Eigentlich hat jeder von uns einen erhöhten Bedarf an Magnesium.

Fetthaltige Nahrung und phosphathaltige Getränke wie Cola oder Limonade reduzieren die Magnesiumaufnahme, und ein „Gläschen" Alkohol bewirkt, dass etwa 50 mg Magnesium ausgeschieden werden.

Hinzu kommt, dass Stress wesentlich mehr Magnesium fordert, doch leider „erholen" viele sich nach einem anstrengenden Tag lieber bei Wein oder Sekt. Dagegen ist nichts einzuwenden, wenn für ausreichend Magnesium gesorgt wird. Weil das aber oft vernachlässigt wird, sind viele abends schlapp und müde.

Erhöhter Bedarf

Alle, die Sport treiben, brauchen zusätzliches Magnesium. Physischer und psychischer Stress, Alkohol-konsum, ein Mangel an B-Vitaminen, gesteigerte Kalziumzufuhr – all das erhöht den Bedarf an Magnesium, ebenso hoher Konsum phosphathaltiger Getränken wie Cola. Der Bedarf ist auch erhöht bei Bluthochdruck, durch die Einnahme verschiedener Medikamente wie der Pille und bei Kopfschmerzen oder Migräne.

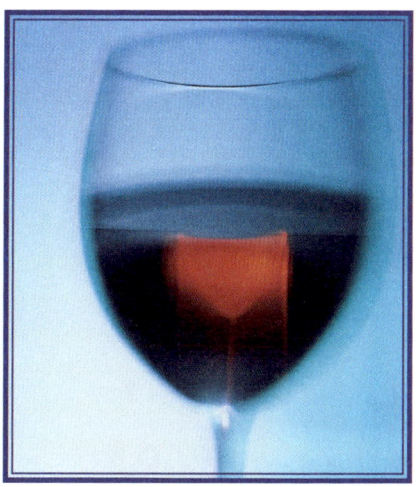

Symptome eines latenten Mangels

Mangelsymptome sind Depressionen, Muskelkrämpfe oder -zittern, Konzentrationsstörungen, schlechter Schlaf bis hin zur Schlaflosigkeit, Herzrhythmusstörungen, Erregbarkeit und Gereiztheit, Störungen des Immunsystems, häufige Müdigkeit und Muskelverspannungen.

Therapeutische Anwendungen

Magnesium hilft bei Migräne, Bluthochdruck, Herz-Kreislauf-Erkrankungen, Asthma, Diabetes, PMS, Müdigkeitssyndrom, Krämpfen, Stress, Herzkrankheiten wie Herzrhythmusstörungen, Schlaganfall und Harnsteinen.

Starke Knochen und Magnesium

Erst durch Magnesium wird Vitamin D für den Knochenstoffwechsel aktiviert; bei Magnesiummangel wird dagegen der Knochenabbau stimuliert und der Knochenaufbau vermindert. Es wird also mehr Knochensubstanz ab- als aufgebaut.
Bei Dauereinnahme sollte das Verhältnis von Kalzium zu Magnesium 2 : 1 betragen.

Migräne – „normale" Blutwerte

Mittlerweile ist es bewiesen: Bei Menschen mit Migräne ist meist zu wenig Magnesium in den Körperzellen. Normale Blutwerte haben fast alle, doch die sagen nichts über die Werte in der Zelle aus.
Das liegt daran, dass etwa 98 Prozent unseres Kalziums in den Knochen, der Muskulatur, den Nerven und Zellen stecken, lediglich 2 Prozent befinden sich im Blut. Der Magnesiumspiegel im Blut kann also leicht durch Zufuhr z.B. aus den Knochen hochgehalten werden, während zugleich die Magnesiummenge im Körper insgesamt zu niedrig ist.

Diabetes

Diabetiker haben fast immer einen Magnesiummangel. Magnesium ist äußerst wichtig für den Zuckertransport und das Funktionieren des Insulins, so dass bei genügend Magnesium das Diabetesrisiko stark abfällt. Magnesium verbessert die Wirkung von Insulin!
Eine aktuelle Studie an 12.000 Männern hat gezeigt, dass bei hohen Magnesiumwerten (0,96 mmol/l) das Diabetesrisiko um 76 Prozent sinkt.

Das Salz der inneren Ruhe

Kein anderes Mittel macht uns widerstandsfähiger gegen Stress und wirkt so unglaublich schnell wie Magnesium. Es entspannt die Muskeln, beruhigt die Nerven, lässt das Herz wieder rhythmisch schlagen, stellt die Blutadern weit, senkt den Blutdruck und lässt uns auf natürlichste Art und Weise besser schlafen.

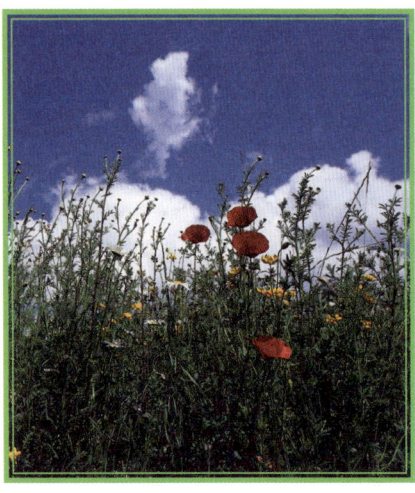

Magnesium gibt Power

Die Mitochondrien (die Kraftwerke in unseren Körperzellen) funktionieren umso besser, je mehr Magnesium vorhanden ist. Wir werden ruhig und sind zugleich voller Energie. Müdigkeit und Leistungsschwäche verschwinden. Erst durch Magnesium kommt die Energieproduktion in Muskeln und Herz richtig auf Touren.

Das Herz-Mineral

Das Herz weist die höchsten Magnesium-Werte aller Organe auf; neuste Studien zeigen, dass Magnesium Schlaganfällen und Herz-Kreislauf-Krankheiten vorbeugt.

Magnesium-Infusionen nach einem Herzinfarkt sind mittlerweile medizinischer Standard. Das Herz kommt wieder schneller in den seinen Rhythmus, die Durchblutung verbessert sich, die Energieproduktion in den Herzmuskelzellen wird schneller wiederaufgenommen.

Machen Sie nicht schlapp!
Mit Magnesium halten Sie länger durch, ob im Sport, am Schreibtisch oder zu Hause. Unser Gehirn verbraucht 20 Prozent der gesamten Körperenergie, und ohne Magnesium sind keine Höchstleistungen möglich.

Ein interessantes Experiment
Ratten mit und ohne eine Extraportion Magnesium im Futter wurden in ein Becken mit Wasser gesetzt. Man stoppte die Zeit, bis zu der sie durch Erschöpfung kurz vor dem Ertrinken waren. Die Ratten mit dem Extra-Magnesium hielten doppelt so lange durch wie diejenigen ohne.
Die Ratten wurden übrigens kurz vor dem Ertrinken aus dem Wasser gerettet.

Magnesium für den Sport
Jeder der Sport treibt, sollte sich zusätzlich mit Magnesium versorgen. Achten sie also bei Ihrem Mineralwasser auf hohe Magnesiumwerte, oder geben Sie zu Ihrem Leitungswasser Apfelsaft und Magnesiumcitrat. Ein besseres und preiswerteres Getränk ist kaum zu finden.

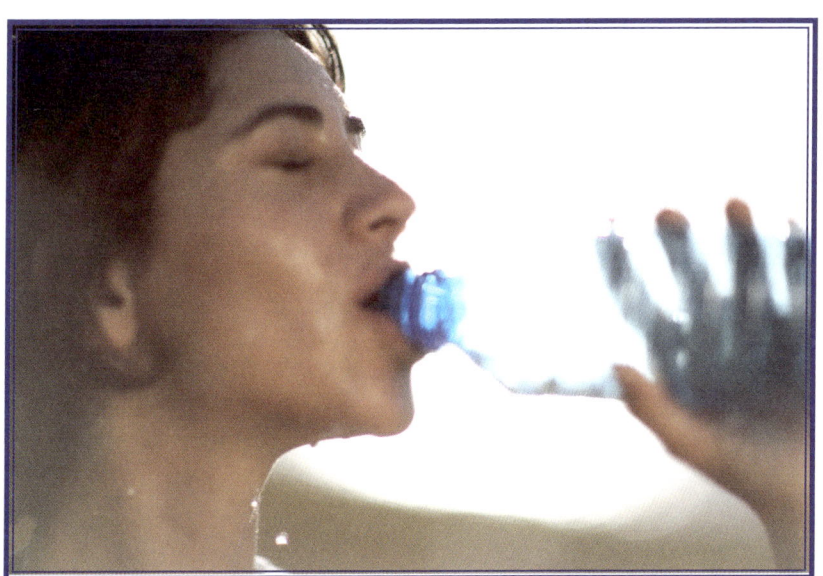

10.2.3 Zink

Zink ist ein absolutes Multitalent. Mittlerweile gibt es über 20.000 Studien zum Thema Zink und den wichtigsten Funktionen dieses Elements in unserem Körper.
Zink ist hauptsächlich am Aufbau von Eiweiß für Milliarden von Zellen im Immunsystem, in den Muskeln und zur Wundheilung beteiligt. Ohne Zink kann der Organismus das bei der Verdauung „zerlegte" Eiweiß – die Aminosäuren – im Körper nicht wieder zusammensetzen.
Außerdem aktiviert Zink die Enzyme für sämtliche Hormone und Botenstoffe im Gehirn, und es schützt uns vor Freien Radikalen sowie vor Vergiftungen durch die Schwermetalle Blei, Nickel, Cadmium und Quecksilber.
Es spielt auch eine bedeutende Rolle bei der Zellteilung. Unser Nervensystem reagiert ziemlich gereizt, wenn nicht genügend Zink zur Verfügung steht.

Erhöhter Bedarf
Besonders viel Zink brauchen wir bei Infektionen, vegetarischer Ernährung, Krebs, Gewebezerstörungen, Verbrennungen, Herzinfarkt, Sport, nach Operationen, bei Schwermetallbelastung durch zum Beispiel Quecksilber aus Amalgam, Entzündungen im Körper, Rheuma und hohem Alkoholkonsum.

Symptome eines latenten Mangels
Mangelsymptome sind schlechte Wundheilung, vermindertes Geruchs- und Geschmacksempfinden, Infektanfälligkeit, Wachstumsstörungen (bei Kindern und Jugendlichen), Unfruchtbarkeit, wenig Lust auf Sex, Depressionen, Hyperaktivität, Lernschwäche, Aggressivität, Haarausfall, Schuppen, Nachtblindheit, trockene Augen, Fingernägel mit weißen Rillen oder Punkten, Akne, Schuppenflechte, Muskelschwäche und Schäden durch Freie Radikale.

Therapeutische Anwendungen
Zink hilft bei Rheuma, Augenkrankheiten, Lebererkrankung, Akne, Unfruchtbarkeit, Alzheimer, zur Steigerung der Immunität, bei Diabetes, Hauterkrankungen, Prostata-Entzündungen, Wachstum während der Pubertät, Schwermetallbelastungen, Erkältungen und Infekten, Wundheilung und bei Verbrennungen.

Zink = Erkältungszeit minus 50 %
Viele Studien haben es mittlerweile bewiesen: Zink kann die Dauer einer Erkältung um 50 Prozent reduzieren!
Zink macht das Immunsystem fit! Es wirkt gegen ca. 40 verschiedene Virentypen. Bei vielen Viren verlangsamt es deren Vermehrung und löst teilweise sogar direkt die Virenhülle auf.

Und so funktioniert es
Bei den ersten Anzeichen einer Virusinfektion (oft als Brennen im Hals spürbar) sofort eine Zinkbrausetablette in einem Glas Wasser auflösen und damit Mund und Rachenraum spülen (gurgeln). Danach die Flüssigkeit schlucken, nicht ausspucken! So wirkt das Zink im Körper weiter und hilft dem Immunsystem. Den kleinen Finger in das Glas mit der Zinklösung tauchen und die Nasenschleimhäute befeuchten. Das Ganze wiederholen Sie alle ein bis zwei Stunden. So haben die Viren erst gar keine Chance, an den Körperzellen anzudocken, und oft kann ihre Ausbreitung ganz verhindert werden. Zwei Zink-Brausetabletten – dies entspricht einer Menge von 50 mg Zink pro Tag – reichen meist aus.

Zink-Kur
Wenn Sie zum Beispiel Hautkrankheiten wie Akne oder Neurodermitis mit Zink behandeln oder einfach etwas für Ihr Haar oder Ihre Nägel tun wollen, können Sie ruhig eine „Kur" mit bis zu 50 mg Zink täglich über 3 Monate versuchen. So viel Zeit müssen Sie Ihrem Körper schon geben, bis Sie Ergebnisse sehen können. Haben Sie gerade eine Operation hinter sich oder stecken Sie in einer Erkältung, dann können Sie über einen kurzen Zeitraum auch höher dosieren (bis 100 mg).
Auf Dauer sollten es aber nicht mehr als 25 mg Zink pro Tag sein, da sonst die Aufnahme von Kupfer, Eisen und Kalzium im Körper verschlechtert wird. 25 mg täglich reichen auch völlig aus. Wenn Sie also ein Multiprodukt verwenden und zusätzlich Zink nehmen, dann rechnen Sie nach.

Das ist das Letzte
Eine Studie mit 29.000 US-Amerikanern ergab, dass nur die Hälfte von ihnen über ausreichend Zink verfügte. In Deutschland waren die Ergebnisse bei 23.000 getesteten Personen nicht viel besser. Allerdings wurde in der deutschen Studie einfach der Minimalbedarf tiefer angesetzt, und schon hatte man – statistisch – eine ausreichende Versorgung mit Zink. Vielleicht sollte man auch die Schadstoff-Grenzwerte niedriger ansetzen, damit es der Umwelt wieder gut geht!

10.2.4 Selen

Selen ist absolut wichtig für den Schutz der Zellen, und Selen einzunehmen stellt eine der besten Möglichkeiten der Krebsvorsorge dar. Kein anderes Spurenelement wirkt so hervorragend in der Vorbeugung und direkt gegen Krebszellen wie Selen. Es bindet krebsauslösende Schadstoffe und befördert sie aus unserem Körper heraus. Dazu fängt es Freie Radikale ab und schützt so unsere Zellen vor deren zerstörerischen Auswirkungen. Doch das ist lange noch nicht alles: Es stärkt unser Immunsystem, bindet Schwermetalle und leitet sie aus; es sorgt sogar dafür, dass wir uns glücklich und voller Mut fühlen, und mit Selen bleiben wir auch im hohen Alter geistig fit. Fast alle Alzheimerpatienten haben niedrige Selenwerte. Mit Selen tun Sie etwas zur Vorbeugung.

Erhöhter Bedarf
Der Selenbedarf ist bereits erhöht, wenn man in Ländern mit selenarmen Böden (Deutschland, der Schweiz, Österreich oder Nordeuropa) lebt; er erhöht sich zudem durch bei Belastung durch Schwermetalle (von Amalgam bis Quecksilber), durch Rauchen, Sport und Stress.

Symptome eines latenten Mangels
Mangelsymptome sind Herzvergrößerung, Muskelschwäche, ein geschwächtes Immunsystem, Fruchtbarkeitsstörungen und Augenerkrankungen. Auch das Krebsrisiko ist bei Selenmangel erhöht.

Therapeutische Anwendungen
Selen hilft bei Herz-Kreislauf-Erkrankungen, Krebs, Herzinsuffizienz, rheumatischen Erkrankungen, Schwermetallvergiftungen. Besonders für Raucher ist es wertvoll zum Schutz des Immunsystems.

Deutschland ist ein Selenmangel-Land. 99 Prozent haben zu wenig!
Unter normalen Umständen wird Selen von Pflanzen über den Boden aufgenommen, doch in Deutschland, Österreich, der Schweiz und Nordeuropa sind die Böden zu arm an Selen. Somit können wir uns über die Nahrung nicht ausreichend versorgen – selbst mit Bio-Gemüse nicht. Ein zu geringer Selengehalt in Futterpflanzen und Getreide bedeutet aber, dass wir auch über Fleisch und Geflügel zu wenig Selen erhalten. Wir müssen es uns also anderweitig beschaffen.

Selenzufuhr im Weltvergleich
(durchschnittliche Zufuhr pro Tag in µg)
China = 600
Japan = 150–200
Kanada = 100–200
USA = 60–150
Frankreich = 60
Finnland = 30–60
Deutschland = 25–55

Schutz vor Krebs

In der Krebsvorbeugung gibt es kein anderes Spurenelement mit so herausragender Wirkung wie Selen. Mittlerweile liegen über 14.500 Studien über dieses Element vor.

Die zusätzliche Zufuhr von 100–200 µg Selen täglich schützt die Körperzellen vor Freien Radikalen und behindert die Teilung von Krebszellen. Somit kann Selen aktiv gegen Krebs eingesetzt werden, weil es dem Immunsystem ermöglicht, Krebszellen zu entfernen; es stimuliert zudem Antikrebsgene. Selen kann sogar einen programmierten Zelltod von Krebszellen auslösen.

Werte aus Studien
70 % weniger Prostatakrebs bei Männern
60 % seltener Lungenkrebs
58 % weniger Darmkrebs
56 % weniger Speiseröhrenkrebs
40 % weniger Magenkrebs

Selen hellt Ihre Stimmung auf

Selen wirkt auf die Botenstoffe im Gehirn ein und somit auf unsere Psyche.

Studien zeigen, dass Menschen mit niedrigem Selenwert eher ängstlich und leichter depressiv werden. Während einer Studie ernährte sich eine Gruppe über 15 Wochen selenarm, eine zweite Gruppe selenreich. Die psychologische Befragung ergab, dass sich die selenreich ernährten Testpersonen heiterer, selbstbewusster, angstfreier, konzentrierter und energiegeladener fühlten.

Interessant ist auch, dass die selenarme Ernährung in etwa dem deutschen Standard entsprach. Zeigen vielleicht aus diesem Grund hierzulande die meisten eine ernste Miene?

Ob allerdings China das Land des Lächelns genannt wird, weil es dort die höchsten Selenwerte gibt, bleibt eine Vermutung.

10.2.5 Eisen

Eisen ist ein schönes Beispiel dafür, dass die orthomolekulare Medizin in einzelnen Bereichen längst Einzug in die Schulmedizin gehalten hat. Die therapeutischen Wirkungen von Eisen werden schon lange in der Schulmedizin gelehrt und genutzt.
Nur mit Hilfe von Eisen kann der lebenswichtige Sauerstoff vom Blut zu allen Zellen unseres Körpers transportiert werden. Eisen ist nämlich Bestandteil des roten Blutfarbstoffs Hämoglobin, das den Sauerstoff aus der Lunge an sich bindet.
Es ist aber nicht nur für den Sauerstofftransport zuständig, sondern auch an der Energieproduktion innerhalb der Zelle beteiligt.

Erhöhter Bedarf
Der Bedarf an Eisen ist erhöht bei starkem Blutverlust (durch den auch Eisen verloren geht), z.B. durch die Monatsblutung, bei starken Verletzungen und auch durch das Blutspenden, durch gestörte Eisenaufnahme, in der Wachstumsphase, in der Schwangerschaft und während der Stillzeit, durch hohen Kaffeekonsum und bei Leistungssportlern.

Symptome eines latenten Mangels
Mangelsymptome sind Appetitlosigkeit, Nervosität, Reizbarkeit, Risse in den Mundwinkeln, rasche Ermüdung, Rillen in den Fingernägeln, blasse Haut, Kopfschmerzen, Blutarmut und Wetterfühligkeit.

Therapeutische Anwendungen
Eisen hilft bei Blutarmut und ständiger Müdigkeit und bei Blutverlust durch die Regel; es dient auch Spitzensportlern.

Eigentlich genug
Ein wirklicher Eisenmangel ist eher selten. Wenn überhaupt, dann sind Frauen häufiger betroffen als Männer. Immerhin verfügen 95 Prozent der Männer in Deutschland über eine ausreichende Versorgung mit Eisen, bei einigen kann sogar eine Überlagerung auftreten.
Nehmen Sie also Eisen nie einfach so „auf Verdacht" hochdosiert ein. Sprechen Sie mit Ihrem Arzt oder Ihrem Heilpraktiker und lassen Sie Ihre Ferritin-Werte messen. Dann kennen Sie Ihren Eisenbedarf und können die Zufuhr richtig dosieren. Oft reicht es aus, wenn zusätzlich Vitamin C eingenommen wird, denn Vitamin C verbessert die Aufnahme von Eisen aus der Nahrung und aus Multipräparaten, und so kann eine Steigerung der Vitamins C eine Verbesserung der Eisenwerte mit sich bringen.

Die Normalwerte
Frauen: 12–150 µg/dl
Männer: 15–200 µg/dl

Ein Zuviel an Eisen kann dann schädlich sein, wenn eine genetisch bedingte Eisenstoffwechsel-Störung, wie zum Beispiel die Hämochromatose, vorliegt.

Immerhin ist einer von 350 Menschen betroffen. Auch Männer, ältere Menschen und jene, die viel Alkohol trinken, können eine Eisenüberladung haben.

Kaffee oder Alkohol

Kaffee verschlechtert die Eisenaufnahme, weshalb Eisenpräparate (auch Multiprodukte mit Eisen) nicht mit Kaffee zusammen genommen werden sollten. Dies gilt natürlich auch für den Kaffee oder Espresso nach dem Essen. Auch er verschlechtert die Eisenresorption merklich.

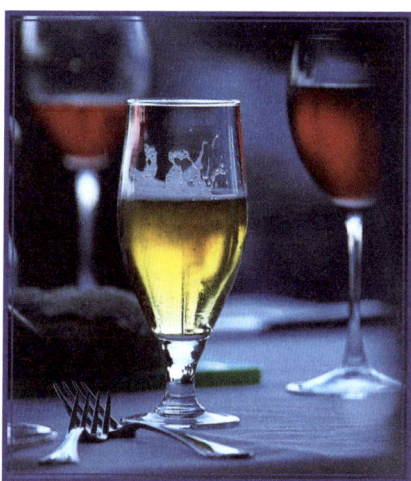

Deshalb können Menschen, die viel Kaffee trinken, einen Eisenmangel haben. Das Gleiche gilt für Cola oder andere limonadenähnliche Getränke.

Verzichten Sie ab und zu auf den Espresso nach dem Essen. Dann kann Ihr Körper das Eisen aus der Nahrung viel besser aufnehmen. Jetzt die gute Nachricht: Alkohol steigert im Gegensatz zu Kaffee die Eisenaufnahme im Körper. Immerhin.

Achtung!
Eisenpräparate sind stets für Kinder unzugänglich aufbewahren. Schon 2 Gramm können tödlich sein! Eisen gehört zu den häufigsten Vergiftungsursachen bei Kleinkindern in den USA. Generell sollten Sie alle Vitalstoffpräparate für Kinder unzugänglich aufbewahren.

10.2.6 Mangan

Mangan ist eines der Spurenelemente, das zwar in allen guten Multipräparaten zu finden, aber noch viel zu wenig bekannt ist. Es gehört zu den Mineralien, die in unserer Nahrung am häufigsten fehlen.
In unserem Körper ist Mangan zuständig für den Fettstoffwechsel, die Glukoseverwertung, die Blutgerinnung, die Kollagenbildung; es ist ein wichtiges Antioxidanz und spielt eine Hauptrolle beim Abbau von Histamin, dem Botenstoff bei Allergien.

Erhöhter Bedarf
Der Bedarf erhöht sich bei Alkoholkonsum, bei einseitiger, hoher Dosierung von Kalzium und Eisen, bei Belastungen mit Schwermetallen und durch bestimmte Psychopharmaka.

Symptome eines latenten Mangels
Mangelsymptome sind Blutgerinnungsstörung, Appetitlosigkeit, Immunschwäche, schlechte Antikörperbildung, Epilepsie, Schizophrenie, weniger Sexualhormone und Hautausschläge.

Therapeutische Anwendungen
Mangan hilft bei Diabetes, Asthma, Rücken- und Bandscheibenbeschwerden, PMS, Wachstumsstörung, Allergien und bei Epilepsie.

10.2.7 Chrom

Chrom gehört wie Mangan zu den noch kaum bekannten Spurenelementen. Das gilt zumindest in Europa – in den USA wurde dieses Spurenelement als sogenannter Fat Burner, also Super-Fettverbrenner, angepriesen. Infolgedessen ist es dort einer der am häufigsten konsumierten Mineralstoffe. Sicherlich unterstützt Chrom den Kohlehydratstoffwechsel, doch selbstverständlich nimmt man nicht einfach an Gewicht ab, indem man einige Chrom-Pillen „einwirft". Leider geraten durch diese Art der Vermarktung viele Vitalstoffe in die falsche Schublade.
Das Spurenelement Chrom ist für den Kohlenhydrat-Stoffwechsel im Körper zuständig, und es erhöht die Aufnahme von Aminosäuren in der Muskulatur. Es kann den Cholesterinspiegel senken, es verstärkt die Insulinwirkung und verbessert wesentlich die Blutzuckerverwertung – interessant besonders für Diabetiker und alle, die nicht Diabetiker werden wollen.
Außerdem beugt es Herzinfarkt und Krebs vor. Nicht zuletzt gäbe es ohne Chrom kein DHEA – das Anti-Aging-Hormon.

Erhöhter Bedarf
Der Bedarf ist erhöt bei Stress, durch Sport, im Alter und bei Krankheit.

Symptome eines latenten Mangels
Mangelsymptome sind erhöhte Blutfettwerte, Nervenstörungen, Energielosigkeit, Müdigkeit, Kopfschmerzen, gestörte Glukosetoleranz und verringerte Insulinwirkung.

Therapeutische Anwendungen
Chrom hilft bei Diabetes, in der Schwangerschaft, bei Fettstoffwechsel-Störungen und Arteriosklerose; Sportler schützen sich damit vor verfrühtem Leistungsabfall.

Nachgewiesen ist, dass die durchschnittliche Chromaufnahme täglich ca. 25–40 µg beträgt. Der Minimalbedarf wird allerdings auf etwa 50 µg geschätzt.

Chrom wird nur sehr schlecht vom Körper aufgenommen (zu 0,4–2 Prozent). Vitamin C kann die Aufnahme aber deutlich erhöhen. Vitalstoffpräparate, in denen Chrom an eine Aminosäure gebunden (organisch gebunden) ist, sind zu bevorzugen, weil so eine wesentlich bessere Verwertung erzielt wird.

Interessantes Experiment
Forscher mischten Ratten Chrom ins Futter. Diejenigen mit der erhöhten Chromzufuhr lebten drei Jahre, die anderen nur zwei Jahre.

10.3 Vitaminähnliche und andere Substanzen

10.3.1 Coenzym Q_{10} – Ubichinon

Coenzym Q_{10} wird auch Ubichinon genannt. Es ist eine vitaminähnliche Substanz, weil der Körper Ubichinon selbst herstellen kann. Für diese körpereigene Produktion wird allerdings ausreichend Vitamin B_3, B_6, B_{12}, Folsäure, Pantothensäure (B_5) und die Aminosäure Phenylalanin benötigt. Wir sollten also auch deshalb genügend von diesen Vitalstoffen im Körper haben.

Auch wenn alle benötigten Vitalstoffe zur Verfügung stehen, verringert sich die körpereigene Synthese mit steigendem Lebensalter. Mit etwa 40 Jahren sollte man spätestens mit der zusätzlichen Einnahme beginnen. So ist zum Beispiel der Q_{10}-Anteil im Herzen eines 40-Jährigen um 30 Prozent niedriger als bei einem 20-Jährigen.

Coenzym Q_{10} macht Freie Radikale unschädlich, stabilisiert die Zellwände und hält sie durchlässig für lebensnotwendige Stoffe; es ist ein unentbehrlicher Energielieferant, weil es direkt in den Zellkraftwerken wirkt und wichtige Schutzfunktionen im Körper übernimmt.

Nichts spricht also dagegen, es auch schon früher einzunehmen. Die höchsten Konzentrationen von Ubichinon befinden sich im Herzen, in der Leber, in den Nieren und in den Muskeln, innerhalb der Zelle in den Mitochondrien, den Zellkraftwerken.

In seiner Funktion als Antioxidanz unterstützt es die Arbeit von Vitamin E, indem es ein „verbrauchtes" Vitamin E wieder voll einsatzfähig macht. Für unsere gesamte Energieproduktion ist unentbehrlich.

Erhöhter Bedarf
Der Bedarf ist erhöht bei körperlichem Stress, nach Operationen, chronischen Krankheiten, im Ausdauersport und bei allen Menschen, die älter als 40 Jahre sind.

Therapeutische Anwendungen
Coenzym Q_{10} hilft bei Diabetes, hohem Blutdruck, Herzerkrankungen, AIDS, Fettstoffwechselstörungen, neurologischen Erkrankungen, Krebs, Sport, Muskelschwäche, Zahnfleischentzündungen, Parodontose und während einer Diät.

In Italien und Japan wird Ubichinon bereits seit vielen Jahren erfolgreich als Arzneimittel eingesetzt.

Q_{10} ist Energie für die Zellen
Q_{10} ist in allen Zellen vorhanden und für die Produktion von Energie verantwortlich. 95 Prozent der gesamten Körperenergie werden durch Q_{10} aktiviert. Herz, Leber, Niere und Muskeln weisen die höchste Q_{10}-Konzentration auf. Sie haben auch den höchsten Energiebedarf.

Dr. Müller-Wohlfahrt über Coenzym Q_{10}
Dr. Müller-Wohlfahrt äußert sich zu Q_{10} in seinem Buch „So schützen Sie Ihre Gesundheit" wie folgt: „Es ist schwer, bei Coenzym Q_{10} (Ubichinon) nicht ins Schwärmen zu geraten.

… Weil Q_{10} in den Kraftwerken der Zelle, den Mitochondrien, wirksam ist, gehört es zum unverzichtbaren Arbeits-, Überlebens- und Regenerationsprogramm jeder Zelle."

Dosierung
Eine Zufuhr von 60–100 mg verdoppelt die Konzentration des Q_{10}-Spiegels im Blut; auch eine hohe Dosierung über längere Zeit wirkt sich nicht negativ auf die körpereigene Produktion aus. Das bedeutet, dass der Körper seine Eigenproduktion aufrechterhält. Überdosierungen sind im Übrigen nicht bekannt.

10.3.2 Essentielle Fettsäuren – Omega-3-Fettsäuren

Bestimmt haben Sie schon von den Omega-3-Fettsäuren gehört, doch was hat es damit auf sich?

Mit Omega-3-Fettsäuren sind eigentlich zwei bestimmte Fettsäuren gemeint: die Omega-3-Fettsäure EPA und DHA. Diese erhalten wir, wenn wir genügend Fisch essen. Genügend bedeutet etwa zwei- bis dreimal pro Woche. Wer das nicht möchte, kann auf die bekannten Fischölkapsel zurückgreifen.

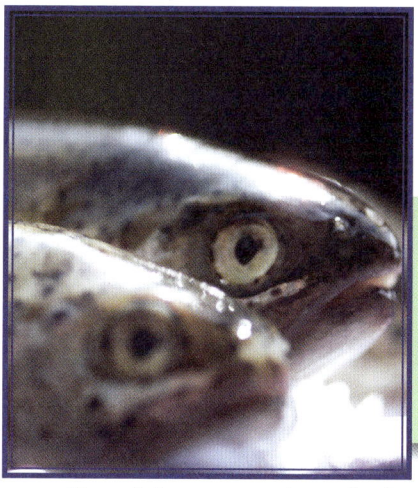

Vorkommen in der Nahrung:		
100 g	EPA	DHA
Garnelen	215 mg	150 mg
Lachs	700 mg	2140 mg
Thunfisch	1070 mg	2280 mg
Hummer	280 mg	130 mg
Hering	2700 mg	450 mg

Eigentlich müssen wir noch einen Schritt weiter zurückgehen, denn in Wirklichkeit benötigt der Körper die beiden Fettsäuren Linolsäure und Linolensäure.
Aus der Linolensäure kann er sich dann EPA und DHA selbst herstellen. Der Umwandlungsprozess läuft allerdings sehr langsam ab und kann durch einen Mangel an Magnesium, Zink oder Vitamin B_6 sogar stark behindert werden. Es ist also besser, die beiden Fettsäuren EPA und DHA direkt einzunehmen, entweder über eine ausreichende Versorgung mit Fisch oder eben mit den Fischölkapseln.
Die Linolsäure hingegen kann in Gamma-Linolsäure (GLS) umgewandelt werden. Die natürliche Quelle ist das Nachtkerzenöl.
Diese beiden essentiellen Fettsäuren haben zwei wichtige Funktionen im Körper.
Die Fettsäuren werden zum Aufbau der Zellmembran benötigt. Wenn die ungesättigten Fettsäuren allerdings fehlen und dafür große Mengen an gesättigten Fetten aus tierischen Lebensmitteln vorhanden sind, werden diese als Ersatz eingelagert. Dadurch nehmen Geschmeidigkeit, Reaktionsbereitschaft und Funktionstüchtigkeit der Zellmembran wesentlich ab.
Anders gesagt: Wenn der Körper nicht genügend ungesättigte Fettsäuren zum Bau der Zellwände zur Verfügung hat, verwendet er eben das Fett aus den Chips oder dem Braten. Dadurch wird die Zellhülle anfälliger, weil sie nicht mehr so geschmeidig ist. Wenn Sie also das nächste Mal einen Chip essen, dann stellen Sie sich doch vor, wie dieser in Ihre Zellmembran eingebaut wird – und diese dann so brüchig wird wie der Chip selbst.

Die zweite wichtige Funktion der essentiellen Fettsäuren ist ihre Umwandlung in die sogenannten Eikosanoide. Diese sind hormonähnliche Substanzen und ebenfalls für unseren Körper lebenswichtig.
Sie regulieren alle Zellfunktionen, die notwendig für das Zellwachstum und die Regeneration sind, sie kontrollieren die Blutfette und das Cholesterin, sie erhalten unsere geistigen Funktionen und regeln unseren Blutdruck.

Therapeutische Anwendungen von DHA und EPA (Omega-3-Fettsäuren)
Bei Allergien reduzieren sie deutlich die Schuppenbildung, den Juckreiz und die Empfindlichkeit der Haut, helfen bei Bluthochdruck, trockener Haut, brüchigem und trockenem Haar, bei Migräne, bei Asthma, weil sie die chronischen Entzündungen der Atemwege reduzieren können, und bei allen rheumatischen Erkrankungen.
Bei sehr hoher Dosierung kann der Vitamin-E-Speicher geleert werden, weil die Öle zum Schutz vor Oxidation Antioxidanzien benötigen. Deshalb sollte immer auf ausreichende Versorgung mit Vitamin E geachtet werden.

Therapeutische Anwendungen von GLS – Nachtkerzenöl
Bei Alkoholismus, weil es depressive Phasen verringern kann und das Verlangen nach Alkohol reduziert wird. Bei Allergien, Diabetes, Haut- und Haarerkrankungen, Hyperaktivität, Rheumatischer Arthritis und Symptomen bei PMS wie zum Beispiel Gereiztheit, Empfindlichkeit der Brüste und Depressionen.
Epileptiker oder manisch-depressiven Menschen müssen auf alle Fälle vor der Einnahme einen Arzt konsultieren.

10.3.3 DHEA = Ewige Jugend?

DHEA (Dehydroepiandrosteron) ist ein natürliches Hormon und eine körpereigene Substanz. Sie wird hauptsächlich in der Nebenniere produziert; der Körper baut daraus männliche Hormone (Androgene) und weibliche Hormone (Östrogene). DHEA hat allerdings auch eigene hormonelle Wirkungen.
Ab einem Alter von etwa 25 Jahren nimmt die Konzentration im Blut ständig ab, bei einem 80-Jährigen liegen die Werte nur noch bei etwa 10–20 Prozent der Werte eines 25-Jährigen.
Ohne DHEA werden wir „alt", weshalb dieses Hormon auch als das „Anti-Aging-Hormon" bezeichnet wird.
DHEA wird nachgesagt, dass es die Gedächtnisleistung verbessert, die Widerstandskraft erhöht, das Immunsystem stärkt, gegen Stress und Übergewicht wirkt, Krebs vorbeugt, Cortisol (das Stresshormon) in Schach hält, für gute Laune sorgt, die Bildung von Insulin produzierenden Zellen fördert, das Herzinfarktrisiko senkt und allen Symptomen der Wechseljahre (auch bei Männern) entgegenwirkt.

DHEA kann direkt als Hormonpräparat gekauft werden, wovon aber unbedingt abzuraten ist! Erstens ist es illegal, und zweitens weiß man noch viel zu wenig über dieses Hormon und die Auswirkungen bei Langzeitbehandlungen. Es liegen noch keine aussagekräftigen Langzeitstudien vor.

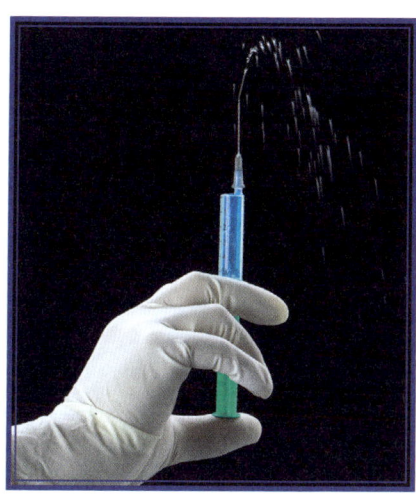

Ratten, die mit dem Hormon DHEA behandelt wurden, erkrankten zum Beispiel an Leberkrebs.

Sie brauchen sich auch nicht das Hormon spritzen zu lassen, denn der Körper kann es sich selbst herstellen, wenn er die Voraussetzungen dafür hat.

Der natürliche Weg über die Jamswurzel – „Wild Yam"

Kurbeln Sie einfach die körpereigene DHEA-Produktion an, das ist der sicherste Weg.

Eine hervorragende Möglichkeit dafür bietet die Jamswurzel. Das ist die Wurzel einer in Nordamerika und Mexiko wachsenden Pflanze. Sie enthält einen Stoff (Diosgenin), der in der Struktur dem Progesteron sehr ähnlich ist. Aus diesem Grund- und Rohstoff wiederum kann der Körper sein eigenes DHEA verstärkt herstellen – völlig natürlich, ohne Risiko und absolut frei von Nebenwirkungen.

Die Jamswurzel hilft so dem Körper auf vollkommen harmlose und ungefährliche Weise, das Hormon DHEA selbst zu produzieren.

Die Jamswurzel sollte morgens (am besten mit Milch) eingenommen werden, weil die Nebenniere die größte Menge des Hormons DHEA am Morgen produziert. So bleiben Sie im natürlichen Rhythmus. Abends eingenommen kann es zu Schlafstörungen führen. Wer allerdings einmal eine Nacht durchmachen muss, kann es mit etwas Wild Yam am Abend zuvor probieren.

Besonders für Frauen ist Wild Yam ein natürliches Mittel, die Beschwerden während der Monatsblutungen zu mildern und die Symptome der Wechseljahre abzuschwächen.

Wenn Sie allerdings schwanger werden möchten, sollten Sie Wild Yam nicht einnehmen: Es wird in einigen Teilen der Erde sehr erfolgreich als natürliches Verhütungsmittel eingesetzt.

Über diese Verwendung gibt es übrigens eine hervorragende Broschüre mit dem Titel „Wild Yam for Birth Control Without Fear" (Willa Shaffer, erschienen bei Woodland Health Books, P.O. Box 1422, Provo, Utah, 84603, USA), der zufolge die Einnahme von drei Kapseln Yamswurzel zweimal täglich nach zwei Monaten eine zuverlässige (vollkommene) Empfängnisverhütung gewährleisten soll.

10.3.4 Kolloidales Silber – Nano-Silber

Kollodiales Silber ist zwar kein Vitalstoff und auch nicht pflanzlichen Ursprungs, doch darf es in diesem Buch nicht fehlen. Es gehört in jede Hausapotheke. Zu Recht wird es in Fachkreisen als „Reise-Krankenhaus" bezeichnet, weil es gerade unterwegs unentbehrlich ist. Kolloidales Silber ist keine chemische Zusammenstellung, die Silber enthält, sondern reines metallisches Silber in – nicht einmal unter dem Mikroskop erkennbaren – Gruppen von wenigen Atomen.
Es ist erwiesen, dass Silber im kolloidalen Zustand stark keimtötend, dabei völlig unschädlich für Menschen und absolut nicht giftig ist. Schimmel, Viren, Bakterien, Streptokokken, Staphylokokken und andere pathogene Organismen werden in ca. vier Minuten mit kolloidalem Silber in einer Lösung von nur 5 ppm (fünf Teile per Million) abgetötet. Außerdem hat es auch bei höheren Konzentrationen keine Nebeneffekte. („Use of Colloids in Health and Disease"; zitiert aus „Report: Colloidal silver." Health Conciousness, Vol. 15. No.4.)

Therapeutischer Wert
Medizinischen Fachzeitschriften aus der ganzen Welt zufolge ist kolloidales Silber ein wirkungsvolles Breitspektrum-Antibiotikum, das ein bestimmtes Enzym, das von allen einzelligen Bakterien, Pilzen und Viren für ihren Sauerstoffwechsel benötigt wird, außer Kraft setzt. Diese Organismen werden dadurch innerhalb von weniger als sechs Minuten nach dem Kontakt mit Silber abgetötet, wie an verschiedenen Laborinstituten nachgewiesen wurde. Polymorphe oder mutierte Formen von Organismen sind genauso empfindlich. Viele Erreger sind mittlerweile gegenüber Antibiotika resistent, aber gegen kolloidalen Silber (Nano-Silber) gibt es keine Resistenz.

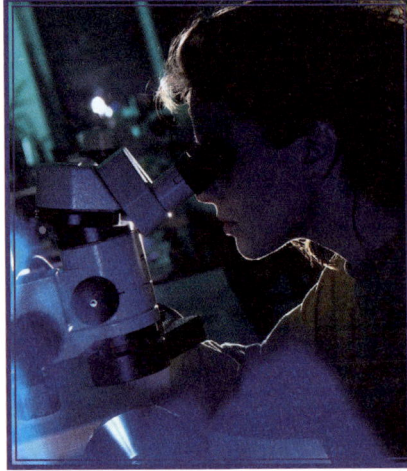

Der Anwendungsbereich von kolloidalem Silber scheint unbegrenzt. Das Nano-Silber kann bei Parasiten, Herpes, allen Kokkenerkrankungen und bei über 650 viralen und bakteriellen Erkrankungen eingesetzt werden. Bei Akne, Warzen, Fußpilz, Schnittwunden, Schürfwunden, offenen Geschwüren, Ekzemen, Akne, Mückenstichen oder anderen Hautproblemen kann es örtlich durch Auftragen auf die Haut eingesetzt werden. Es kann auch in die Lunge inhaliert, in die Nase gesprüht und in die Augen getropft werden – auch bei Tieren.

In der medizinischer Literatur wurde niemals von Nebenwirkungen kolloidalen Silbers berichtet. Es wurde auch keine Unverträglichkeit mit anderen Medikamenten festgestellt. Kolloidales Silber wird nicht im Körper gespeichert, auch nicht unter der Haut abgelagert. Der Körper gewöhnt sich nicht daran, anders als früher, als noch metallisches Silber verwendet wurde. Aus dieser Zeit stammen die Schauermärchen von Menschen, deren Haut nach dem Gebrauch von Silber silberfarben wurde. Dies kann mit dem heutigen Nano-Silber nicht passieren. Natürlich muss es einwandfrei hergestellt worden sein.

Möchten Sie sich kolloidales Silber selbst herstellen, dann achten Sie auf qualitativ hochwertige Geräte mit eingebauten Kontrollfunktionen wie z.B. der Kontrolle der Wassertemperatur und der Reinheit. Auch sollte der Elektrolysevorgang gepulst sein. Diese Geräte haben ihren Preis, doch andernfalls würde am falschen Ende gespart.

Mittlerweile hat auch die Industrie kolloidales Silber und seine stark keimtötende Wirkung für sich entdeckt. So werden zum Beispiel die Innenwände von Kühlschränken mit Nano-Silber beschichtet, damit sich weniger Bakterien und Keime im Kühlschrank entwickeln. Auch gibt es von einem sehr bekannten Gardinenhersteller Gardinen, die die Raumluft reinigen, weil ihre Fasern Nano-Silber enthalten.

Nano-Silber werden wir mit Sicherheit in Zukunft noch sehr häufig an sehr unterschiedlichen Orten antreffen.

11 Nachwort

Ich bin oft gefragt worden, warum ich als Coach ausgerechnet mein erstes Buch dem Thema Gesundheit gewidmet habe. Nun, es ist ganz einfach: Was wollen wir mit viel Geld, großem Erfolg und sonstigen materiellen Gütern, wenn das alles durch Krankheit nicht wirklich genießen können? Zum wirklichen Glücklichsein gehört Gesundheit einfach dazu.

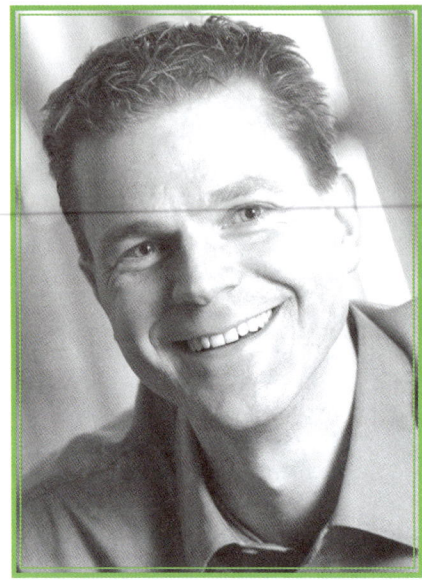

Es gibt noch zu viele Menschen, die im ersten Teil ihres Lebens ihre Gesundheit dem Geld opfern und im zweiten Teil ihres Lebens das verdiente Geld für ihre Krankheiten ausgeben. Das ist sicherlich nicht erstrebenswert!

Wer Veränderungen in seinem Leben will, der muss selbst etwas verändern – ob es nun die Gesundheit, die Fitness oder sonst irgend-etwas betrifft. Wir müssen handeln.

Eines liegt mir noch am Herzen: Vitalstoffe sind zwar lebenswichtig und bieten uns eine Menge großartiger Möglichkeiten, aber sie sind keine Allheilmittel.

Auch ist unsere Schulmedizin nicht generell schlecht; genauso wenig ist eine andere x-beliebige Heilmethode das Nonplusultra!

Schwarzweiß-Denken hilft hier nicht. Nicht Ausschluss, sondern Ergänzung ist die Lösung.

Es wäre schön, würden die Vertreter aller Heilmethoden zusammenarbeiten und ihr Wissen ergänzen – zum Wohle aller! Dies, anstelle von Konkurrenz- und Ausschlussdenken, würde uns allen in vielen Bereichen gut tun. Das Motto sollte sein: „Sowohl als auch!"

Im Blick auf unsere Ernährung ist noch zu erwähnen, dass wirkliche Bio-Produkte, so auch Obst und Gemüse vom Bio-Bauern in der Region, die beste Wahl sind. Sie enthalten noch am meisten von den wertvollen Vitalstoffen. Wer seine Ernährung auch nur ein wenig verändert, dem wird es sein Körper danken. Sie müssen nicht von heute auf morgen zum Vegetarier werden. Aber etwas weniger Fleisch und etwas mehr Obst und Gemüse, das ist schon ein guter Anfang. Wenn Sie sich dazu etwas bewegen, täglich zwei bis drei Liter Wasser trinken und ein paar zusätzliche Vitalstoffe zu sich nehmen, dann dreht sich Ihre Wohlfühlspirale schon deutlich nach oben.

Wir reden hier auch von Vorbeugung! Das bedeutet, dass wir heute etwas für unsere Zukunft tun. Natürlich werden wir es schon heute positiv spüren, wenn wir uns bewegen und gesund ernähren! Doch die meisten Auswirkungen werden wir im Alter spüren, wenn wir uns dann mit 95 Jahren auf einem Seminar oder Vortrag treffen und anschließend eine wilde Party zusammen feiern. Wenn wir all das, was wir uns heute aufbauen, dann auch wirklich in Zukunft genießen können. Es ist auch nie zu spät, damit zu beginnen, und es ist auch egal, wie alt Sie jetzt sind. Unser Körper produziert in jede Sekunde Tausende neuer Zellen. Alle fünf Tage wird so die Magenschleimhaut erneuert, und Hautzellen leben höchstens 14 Tage. Alle drei Wochen wird das Fettgewebe ausgetauscht, und alle drei Monate werden die roten Blutkörperchen erneuert. Etwa alle zwei Jahre sind wir ein neuer Mensch – zumindest, was unsere Zellen betrifft.

Wer also heute beginnt, der hat in zwei Jahren das erreicht, wovon die Unentschlossenen dann immer noch träumen. Probieren Sie es doch einfach aus, und machen Sie den heutigen Tag zum ersten Tag vom Rest Ihres Lebens.

Bleiben Sie gesund!
Ihr Dirk Kessler, im April 2006

12 Quellennachweis (auszugsweise)

Literatur, Publikationen und wissenschaftliche Arbeiten

Biesalski, H. K. et al. (Eds.): Vitamine. Stuttgart 1997
Biesalski, H. K. Et al.: Antioxidanzien in der Ernährung und ihre Bedeutung für die anti-prooxidative Balance im Immunsystem. Immun. Infekt. 23, 166 (1995)
Rilling, S.: Kompendium der Mineralstoffe und Spurenelemente. Heidelberg 1993
Prasad K.N. et al.: High Doses of Multiple Antioxidant Vitamins, Essential Ingredients in Improving the Efficacy of Standard Cancer Therapy, J. Am. Coll. Nutr., 18 (1999) 13-25
Pauling, L.: How to Live Longer and Feel Better. Freemann Co. (1985)
Pauling, L.: Das Vitamin-Programm. München 1992
Pauling, L., Rath, M.: A Orthomolecular Theory of Human Health and Disease. Journal Orthomolecular Medicine 6, 135 (1991)
Schmidt, K. H.: Die Supplementierung mit antioxidativ wirkenden Substanzen ist zu empfehlen, Ärzte-Zeitung (16.06.1993)
Behl C.: Vitamin E and other antioxidants in neuropro-tection, Int. J. Vitam. Nutr. Res., 69(3), 213-219 (1999)
Wu D. et al.: Vitamin E and Macrophage Cyclooxygenase Regulation in the Aged, J. Nutr., 131, 382-388 (2001)
Kasper, H.: Ernährungsmedizin und Diätetik. München 1987
Metz, G.: Prävention mit Vitaminen die Zukunftsstrategie? Pharmazeutische Zeitung 141, Nr. 32 (1996)
Frankhänel, S.: Vitamine – Präventionsstrategie der Zukunft. Ernährungs-Umschau 43, 385 (1996)
Brown, A. J.: Acute effects of smoking cessation on antioxidant status. Journ. Nutr. Biochem. 7, 29 (1996)
Bässler, K. H., Grühn, E.: Vitamin-Lexikon für Ärzte, Apotheker und Ernährungswissenschaftler. Stuttgart 1992
Biesalski, H. K.: Antioxidative Vitamine in der Prävention. Deutsches Ärzteblatt 92, 1326 (1995)
Dietl, H. und Gesche, M.: Herzaktive Nährstoffe. Perimed-Spitta-Verlag, Balingen 1996
Gaßmann, B.: Vitamine und Gesundheit – Bedeutung und Bedarf im Umbruch. Ernährungs-Umschau 39, 300 (1992)
Gaßmann, B. und Kübler, W.: Zufuhrempfehlungen und Nährstoffbedarf. Ernährungs-Umschau 41, 408 (1994)
Gaßmann, B.: Calcium. Ernährungs-Umschau 43, 300 (1996)
Ernährungs-Umschau 38, 505 (1994)
Weber, P. et al.: Vitamin C and Human Health Requirements. Internat. J. Vit. Nutr. Res. 66, 19 (1996).
Levine, M. et al.: Vitamin C Pharmakokinetics in Healthy Volunteer: Evidence for a Recommended Dietary Allowance. Proc. Nat. Acad. Sci., USA 93, 3704 (1996)
Dreosti, I. E.: Megnesium Status and Health. Nutrition Reviews 53, 23 (1995)

Wittemann, J. C. et al.: Reduction of Blood Pressure with Oral Magnesium-Supplementation in Mild to Moderate Hypertension. Journ. Clin. Nutrition 60, 129 (1994)
VERA-Studie, Herausgeber W. Kübler et al. (1992)
Manz, M. et al.: Behandlung von Herzrhythmus-Störungen mit Magnesium. Deutsche Medizinische Wochenschrift 115, 386 (1990)
Chandra, R. K.: Effect of Vitamin and Trace-Element Supplementation on Immune Responses and Infection in Eldery Subjects. The Lancet 340, 1124 (1992)
Erchinger, U.: Spurenelement-Versorgung Erwachsener in der Bundesrepublik Deutschland. Ernährungs-Umschau 39, 203 (1992)
Zipp, K. E.: Bedeutung von Mineralstoffen und Spurenelementen. Natura-med 6, 417 (1991)
Chronischer Zinkmangel führt zu schweren Immundefiziten. Ärzte-Zeitung (3.5.1993)
Kruse-Jarres, J. D.: Bedeutung von Zink für das Immunsystem im Alter. Erfahrungsheilkunde 44, 614 (1995)
Porcher, H.: Selen und die menschliche Gesundheit. Erfahrungsheilkunde 8, 479 (1988)
Oster, O.: Selen – ein essentielles Spurenelement. Die Medizinische Welt 47, 12 (1996)
Von den Alpen bis zur Küste – in ganz Deutschland besteht ein Mangel an Jod, Ärzte-Zeitung (19.2.1993)

Bücher

Pauling, L.: Das Vitamin-Programm. München 1992
Müller-Wohlfahrt, Hans W.: So gewinnen Sie neue Lebenskraft. München 2003
Müller-Wohlfahrt, Hans W.: So schützen Sie Ihre Gesundheit. München 2003
Biesalski, Hans K.: Vitamine – Bausteine des Lebens. München 1997
Biesalski, Hans K.; Köhrle, J.; Schümann, K.: Vitamine, Spurenelemente und Mineralstoffe. Stuttgart 2002
Prävention und Therapie mit Mikronährstoffen. Stuttgart 2002
Biesalski, Hans K.; Grimm, Peter: Taschenatlas der Ernährung. München 2002
Strunz, U. u. Joop, A.: Mineralien, Erfolgsprogramm. München 2003
Strunz, U. u. Joop, A.: Die Vitamin-Revolution. München 2003
Strunz, U.: Das Ernährungsprogramm. München 2000
Joop, A.: Risikofaktor Vitaminmangel. München 2002
Dietl, H. u. Ohlenschläger, G.: Handbuch der Orthomolekularen Medizin 2. Nachdruck. Stuttgart 2001
Burgerstein, Uli P.; Zimmermann, M.; Schurgast, H.: Burgersteins Handbuch Nährstoffe. Stuttgart 2002
Pies, Josef: Immun mit kolloidalem Silber. Kirchzarten 2003

13 Register

Alpha-Tocopherol 82
Amalgam 52
Aminosäuren 45–49
Antibabypille 38
Antioxidanzien 23ff
Arterienverkalkung 32
Askorbinsäure 19, 81
Aspirin 28, 31f
Auszugsmehl 15

Balance, innere 65
Beta-Karotin 24, 71
Bewegung 64
Bioflavonoide 55, 64
Biologische Wertigkeit (Eiweiß) 47f
Biotin (Vitamin B_8) 93
B-Komplex 73
Blutwerte 44f
Botenstoffe 49ff
B-Vitamine 85–93

Carnitin 79
Cholesterin 28
Cobalamin (Vitamin B_{12}) 92f
Codex Alimentarius 33
Coenzym Q_{10} 111f

Deutsche Gesellschaft für Ernährung (DGE) 36ff
DHA 113f
DHEA 114f
Domino-Effekt 38

Eisen 108f
Eiweiß 45–49
Eiweiß-Bedarf 49
EPA 113f

Ernährungsalltag 14
Ernährungsumstellung .... 57ff.
Ernährunstagebuch .... 55f.
essentielle Fettsäuren .... 112ff.
essentielle Nährstoffe 35
Essgewohnheiten 13

Fett(säuren) .... 62f., 112ff.
Folsäure .... 37f., 73, 90ff.
Freie Radikale 20–25
Freude .... 65f.
Früchte 12

Gemüse 23
Gemüse .... 63f.
Gewohnheit .... 56f.
Glück .... 65f.

Herzinfarkt 32
Herz-Rhythmus-Störungen .... 30f.
Homocystein 90
Hormone .... 49ff.

Jamswurzel .... 115f.
Jod .... 43f.

Kalzium 97–101

Lebensgewohnheiten 13
Lipoprotein 28

Magnesium .... 30f., 102ff.
Mangan .... 110f.
Migräne 45

Mineralien .... 42ff.
Multi-Produkte .... 72f.

Nano-Silber .... 116f.
Nebenwirkungen .... 29f.
Niacin (Vitamin B_3) .... 87f.

Obst .... 23, 63f.
Omega-3-Fettsäuren .... 112ff.
Orthomolekulare Medizin .... 35f.
Orthomol-Redox-Test 22
Oxidanzien 20–25

Panthothensäure (Vitamin B_5) .... 88f.
Phosphor 97
Positiv-Liste d. Vitalstoffverbindungen 28
Proteinpulver 48
Pyridoxin (Vitamin B_6) .... 89f.

Rauchen 21
Referenzwerte .... 36f.
Retinol (Vitamin A) .... 93ff.
Riboflavin (Vitamin B_2) 87

Salz 63
Sättigungsmittel .... 14f.
Schadstoffe 12, 51, 53
Schilddrüse .... 43f.
Schlaganfall 32
Schwermetalle 51
sekundäre Pflanzenstoffe s. Bioflavonoide 55, 64
Selen .... 50, 106ff.
Serotonin 45
Silber, kolloidales .... 116f.
Skorbut 19
somatische Intelligenz .... 58f.
Spurenelemente .... 42ff.
Steviosid 62

Stoffwechselerkrankungen	35
Stress	13
synthetisch oder natürlich?	71f.

Tagesdosis	73ff.
Thiamin (Vitamin B_1)	86
Todesursachen, vermeidbare	32f.

Ubichinon (Coenzym Q_{10})	111f.
Überdosierung (Vitamine)	41f.
Umweltschadstoffe	51
Unterversorgung	11, 21, 33

Vitalstoffmangel, schleichender	44
Vitalstoff-Produkte	69ff.
Vitamin A	93ff.
Vitamin B_1	50, 86
Vitamin B_2	87
Vitamin B_3	27f., 87
Vitamin B_5	88f.
Vitamin B_6	89f.
Vitamin B_8	93
Vitamin B_9 (Folsäure)	90ff.
Vitamin B_{12}	92f.
Vitamin C	19, 75, 77–82
Vitamin E	82–85
Vitamine	41f.
Volkskrankheiten	20, 27, 33, 74

Wasser	61

Zink	104ff.
Zivilisationskrankheiten	13, 19
Zucker	15, 61f.